曲がる腰にもワケがある

整形外科医が教える、首・腰・関節のなるほど話

井尻整形外科院長
井尻慎一郎

創元社

装丁　森裕昌

はじめに

捻挫《ねんざ》をした時、腰が痛い時、普段、あまり細かいことを気にせず使っている湿布。その湿布ひとつにも、じつは奥深い世界があることをご存知でしょうか。

たとえば、冷湿布と温湿布の違いについて、あるいは、1日1回貼るのと2回貼るのと、どちらが正しいのか、あなたは答えられますか。

また、ケガや病気の時には冷やすのがよいのか、温めるのがよいのか。こむら返りとは？　足のむくみはなぜ起こるのでしょうか。

このようなことは、何となくわかっているつもりでも、じつははっきりと答えられない場合がとても多いのです。おまけに、数多くある健康に関する本にも、専門的な医学書にも、明確に説明されていないことがほとんどです。

私は1982年に医師になってから、最初の2年間を消化器外科医として、3年目からはいろいろな地方の大病院や中病院で、整形外科医として勤務してきました。途中4年間、大学院で研究に従事しました。その間、さまざまな症例や経験を積ませていただき、手術もたくさんしてきました。そして2000年、生まれ故郷である神戸で開業し、現在に至っています。開業後約3万人の患者さんが受診されましたが、日々いろいろなことを勉強させていただいています。

この本では、あたりまえのようでいて、じつは多くの人がよくわかっていない大切な事柄や、普段疑問に思っていても、口に出すのが恥ずかしくて、なかなか病院やクリニックで医師に聞きにくいこと、あるいは、あまり本に書かれていないことを中心に、病気や薬の説明、病気にどのように対応すればよいかなどを説明しています。

また、「骨粗《こつそ》鬆症《しょうしょう》は進化のたまものかもしれない」「腰や背中が年齢とともに曲がるのにも、少しはよい部分もある」と聞けば、あなたはどう思われますか。えっ？　本当？　と思われるのではないでしょうか。この本では、病気をただ怖がるだけでなく、視点を少し変えれば、病気に対する恐怖が減って治療が少しでも気楽になり、前向きに対応できる場合もある、ということも、分かりやすく説明していきたいと思います。

また、肩こりや腰痛、変形性関節症など、整形外科にはすぐには治らず、気長に付き合わなければならない病気が比較的多くあります。

たとえば、腰痛は奥深い病気です。腰痛は、日常生活や日々の仕事などによる疲労や、なにがしかによる病気、ほかにもストレスなどいろいろな要因が複雑にからんでくるために、なかなか一筋縄では治りません。鎮痛剤を飲んだだけでは簡単に治らない病気なのです。何が原因なのかをよく理解した上で、自分に合う治療法、生活や仕事のやり方、腰痛に対する考え方、付き合い方などを総合的に考えていく必要がある病気なのです。

クリニックに来られる患者さんの中には、周りの人に「寝たきりになるよ」とか、「治らない」「しょうがない」「どうしようもない」などと、いわば呪いをかけられて来られる方もおられます。医師は、病気やケガを治すのと同時に、呪いがかかっていればそれを解く、いわば陰陽師《おんみょうじ》であるべきだと思います。肉体的にだけではなく、同時に精神的にも回復するお手伝いをするのが、医師の大切な役目だとも信じています。

細かい病気の説明や具体的な治療に関しては、他の専門書で調べていただき、この本では、整形外科領域の主な病気やケガに対して、どのように考え、どうやって対処し付き合っていけばよいのかを説明します。あるいは整形外科領域とまぎらわしく、どの専門科にかかればよいかわからないような病気についても少し説明しています。私もまだまだ未熟で、間違った説明もあると思いますが、この本を読んでいただいた方にとって少しでも得ることがあり、病気に前向きに対応できるとすれば、幸いです。

目次

第2章 元気に老いるための基礎知識……51

「薬」について……128

第5章 整形外科の病気と間違えやすい病気について……217

●腰椎側面

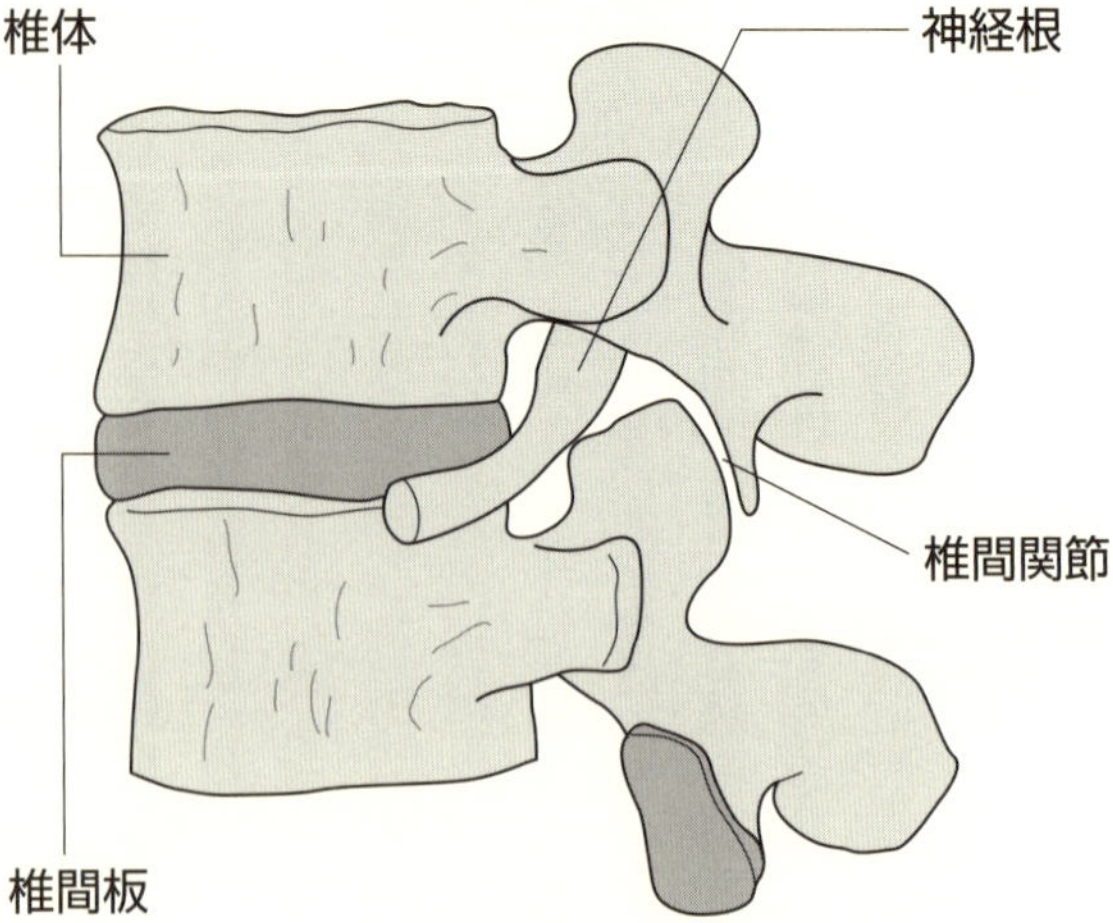

図 1

●腰椎横断図

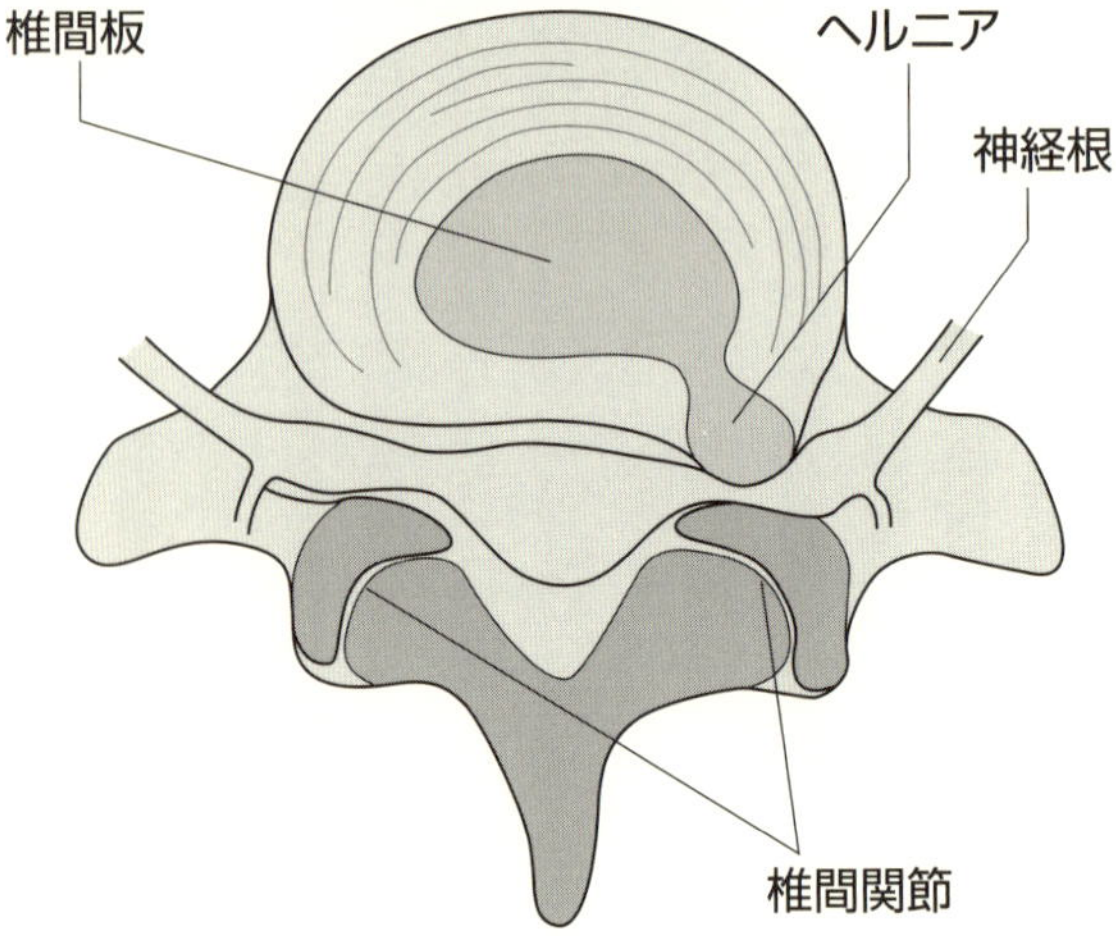

図 2

第1章
患者さんの、よくある疑問にお答えします

Q1「冷湿布と温湿布はどう使い分けるのですか？」

普段、薬局でも簡単に買える湿布。誰もが一度は使ったことのある薬だと思いますが、じつは、医師を含めて、多くの方が冷湿布と温湿布の違いについてすら、きちんと説明できないのが現実なのです。年を重ねるとともに使う回数も増えていく湿布について、正しい知識を持つことで、より効果的な使い方もできるようになります。

まず、湿布には古いタイプの第一世代と呼ばれる湿布があります。これは今でも薬局などで売られていますが、病院や医院ではほとんど処方されていません。病院や医院で処方されているのは、そのほとんどが、第二世代と呼ばれる新しいタイプのより強力な湿布なのです。

第一世代の湿布には、いわゆる消炎鎮痛剤がほとんど含まれておらず、冷感を感じさせると同時に、痛みや腫れを少し緩和させるメントールやサリチル酸、もしくは、皮膚の血行をよくして温感を感じさせるトウガラシエキスやカプサイシンなどが主に含まれていて、いわゆる、冷湿布（冷感湿布）と温湿布（温感湿布）の2種類に区別されていました。つまり痛みや腫れを取る薬効は弱かったわけです。貼った感じが、冷たいか温かいかで、冷湿布と温湿布に分かれます。

これに対して、最近では、経口の消炎鎮痛剤としてよく使われるインドメタシン、ジクロフェナック、フェルビナク、ロキソプロフェン、ケトプロフェンなどの非ステロイド系消炎鎮痛剤を含んだ第二世代の湿布が広く普及しています。第一世代の湿布に消炎鎮痛効果が少ないのに比べ、これらの第二世代の湿布は強力な局所の消炎鎮痛効果を発揮します。つまり「痛み止め」、「腫れ止め」の湿布です。

しかし、ほとんどの消炎鎮痛剤そのものは、皮膚に冷感や温感を与えないため、これらの第二世代の湿布の多くにも、清涼感を与えるためのメントールなどが含まれています。ヒヤッとはしますが、本当に冷やしているわけではないのです。これらは、冷やしたほうがよい急性の打撲や捻挫などのケガにも、温めたほうがよい慢性の病気やケガにも、痛み止め、腫れ止めとして使用できます。

一般の薬局に売っている湿布には、第一世代と第二世代の両方がありますが、病院やクリニックで処方される湿布のほとんどは、消炎鎮痛剤を含む、第二世代の強力な湿布です。皆さんがそれらの湿布をお持ちなら、袋を調べてみてください。病院やクリニックでもらった湿布の袋には「経皮吸収消炎鎮痛剤」などと書かれていて、「冷湿布」「冷感湿布」とはどこにも書かれていないはずです。この場合、冷湿布と考えずに、いつでも使える消炎鎮痛剤湿布と思ってください。

これに対して、少数ですが、トウガラシエキスやカプサイシンなどの温感を感じさせる成分と消炎鎮痛剤を含む第二世代の湿布も存在します。これは皮膚温を上昇させる効果があるので、「消炎・鎮痛温感湿布」などと袋に書かれているはずです。この湿布は慢性の病気だけに用います。

なお、古いタイプの第一世代の湿布は、メントールなど薬理学的に皮膚を刺激する成分がほとんどなので、第二世代の湿布よりもかぶれやすい可能性があることに注意が必要です。

私の場合は、第二世代であっても、温感タイプは消炎鎮痛剤の含有量が少ないために鎮痛効果が弱く、また少しかぶれやすい印象があるため、患者さんが希望される時にだけ処方しています。通常ほとんどは、強力な消炎鎮痛剤とメントールを含んだ第二世代の湿布を急性疾患と慢性疾患の両方に処方しています。これを私は、冷湿布、冷感湿布とは呼ばずに、痛み止め湿布と呼んでいます。

湿布
　：第一世代（古い）　：冷湿布（冷感湿布―主に急性に使う）（消炎鎮痛剤をほぼ含まない）
　　　　　　　　　　　：温湿布（温感湿布―主に慢性に使う）（消炎鎮痛剤をほぼ含まない）
　：第二世代（新しい）：消炎鎮痛湿布（少し清涼感があり、急性と慢性の両方に使える。強力）
　　　　　　　　　　　：温感タイプ消炎鎮痛湿布（慢性にのみ使う）

さらに湿布には、形態の違いで大きく分けて、少し分厚く水分を含んだパップ剤と、薄いテープ状のプラスター剤の2種類があります。プラスター剤は主にテープという呼び方をされます。パップ剤は水分が徐々に蒸発する初めのうちは、気化熱で少し冷たく感じます。このために第二世代の消炎鎮痛剤湿布であっても、冷感を感じて冷湿布と一般に呼ぶ人が多いようです。しかし水分が蒸発してしまえば冷たくなくなります。あくまでも消炎鎮痛湿布なので、冷やすべき急性の時でも温めるべき慢性の時でも、両方の場合に使用できます。湿布の説明書である効能書きには、ほとんどのパップ剤でも急性と慢性の両方に効果があると書かれています。

痛み止めや腫れ止めとしてなら、第二世代の湿布が有効です。ただし第二世代の中でパップタイプかテープタイプか、あるいはメンソールの入った普通のタイプか温感タイプか、またどのメーカーのものを使うかは、処方する医師や処方される患者さんの好みにより決まります。

ちなみに、クリームやゲルタイプの外用消炎鎮痛剤と湿布の使い分けは、使う人の好みによります。外用薬は、紀元前３０００年頃の古代メソポタミアですでに使用されており、古代エジプト、古代ギリシアで発展してきました。現代の湿布は日本で独自に発達し、日本以外ではクリームやゲル状の外用薬が多く使われています。一度イタリア製の湿布をもらって試しに貼ったことがありますが、さすがに本家本元の日本製のほうが、はるかに貼り心地がよいと思いました。

Q2 「1日1回貼る湿布と2回貼る湿布は、どう違うのでしょうか？」

湿布を1日1回貼るか、2回貼るかは、湿布の開発時の臨床試験の結果によるそうです。1日2回貼った方が、1回貼るより有効性が高い場合には2回とし、2回と1回で有効性に差が見られない場合には1回貼ると決めているとのことです。つまり、1日2回タイプの湿布を1日1回しか貼らないと、2回貼った場合よりも効果が少なく、反対に1日1回タイプの湿布を1日2回貼っても1回の場合と効果は変わらないということです。薬局や袋に説明されている、用法と用量を守ってお使いください。

Q3「湿布は何時間貼ればよいのでしょうか？」

基本的には、1日1回タイプの湿布は24時間、2回タイプの湿布は12時間貼るのが推奨される用法なのですが、実際には長い時間貼り続けると皮膚がかぶれやすくなります。また、多くの湿布で6～12時間貼った場合、剥《は》がしてからでも皮下の筋肉や関節に消炎鎮痛剤がしばらく残っているので、効果が持続します。湿布の種類によって異なりますが、だいたい1日1回タイプなら10～12時間、2回タイプなら6～8時間くらい貼っていればよいと思われます。かぶれやすい人はもう少し短い時間で剥がした方が安全です。それでも効果があります。少し皮膚を休める時間を作りましょう。

（※Q1～Q3の湿布に関する回答は、武田薬品工業株式会社、久光製薬株式会社、第一三共株式会社、ノバルティスファーマ株式会社の各学術部への取材で得た資料や回答を参考に作成しました。）

Q4「かぶれやすい湿布と、かぶれにくい湿布があるのですか？」

湿布でかぶれるか、かぶれないかは、個人と湿布の相性によります。また同じ湿布でも、貼る部位によって、たとえば、腰ではかぶれないのに膝ではかぶれることもあります。体調や貼る時間にもよります。かぶれる場合は医師に相談しながら、自分に合ったかぶれない湿布を探しましょう。

湿布の種類によっては、光線過敏症というアレルギー性のかぶれを生じることがあります。これは、ある種の消炎鎮痛剤が皮膚に残っている時、そこに紫外線が当たって生じるかぶれです。そのため、湿布を剥がしてから4週間後でもかぶれる可能性があります。しかし必ずしも紫外線だけが原因というわけでもありません。人によってかぶれるか、かぶれないかはいろいろなので、日光が長時間直接当たる部位に湿布を貼る時は、医師に相談して、かぶれにくい湿布を選ぶのが無難でしょう。

Q5 「湿布でも喘息《ぜんそく》が起こりますか？」

消炎鎮痛剤を使用後、主に30分以内に起こる喘息をアスピリン喘息といいます。アスピリンに限らず、多くの消炎鎮痛剤の成分でも起こりえるので、注意が必要です。飲む薬だけでなく、湿布やクリーム、ゲルでも起こりえます。

アスピリン喘息の原因は、まだ完全にはわかっていません。内服より湿布による方が症状の悪化が軽いのですが、ちゃんと喘息の薬を吸入しているのに、喘息の悪化の原因がはっきりしない場合、よく調べると湿布薬を使っていたということがあるようです。

アスピリン喘息の患者さんは、自分がその患者であることを医師や薬剤師に必ず伝えるようにしてください。逆に喘息の方は、自分がアスピリン喘息か、そうではない別のタイプの喘息かどうかを喘息の主治医に聞いておく必要があります。

（※この項は、喘息の専門家である神戸市立医療センター西市民病院院長の石原享介先生の意見を参考にさせていただきました。）

Q6 「ケガをしたら冷やすのか温めるのか、どちらがいいのですか？」

たとえば太ももを打撲したとします。毛細血管が切れて内出血している時に温めると、血行がよくなりさらに内出血が増えて、腫《は》れが増します。つまりケガをした直後には、冷やして血管を縮小させることで内出血を減らし、腫れを少なくするとともに、同時に冷やすことで痛みの感覚を麻痺させるのがよいのです。同じ原理で、ケガをした数時間以内にお酒を飲むと血行がよくなり、腫れや痛みが増すことがあります。

しかし、あまり低温にし過ぎると凍傷になる危険性があるので、ビニール袋に氷水を入れたくらいの温度が安全です。また、あまり長く冷やし続けると、今度は組織の血行が悪くなりすぎて、酸素や栄養が足りなくなります。ケガの状態によりますが、冷やす時間は数十分からせいぜい1〜2時間まででよいでしょう。

打撲して1日から2日くらいで内出血も止まり、腫れもピークに達するので、これ以降は温めてむしろ血行をよくし、組織の活性と再生を促します。組織に酸素や栄養を補給し、老廃物を捨てるためには血行がとても大切です。どのくらい冷やして、その後どのくらいから温めるかは、ケガの程度や部位などにもよりますが、一般的に「最初は冷やして後に温める」と覚えてください。

冷やすべきか温めるべきかを判断するには、風呂に入り、患部を温めた時にズキズキ痛む場合はまだ急性期で冷やすべきであり、患部が気持ちよくなれば急性期を過ぎているので温める頃合いとする方法があります。

かなり以前の話ですが、あるテレビ番組で、若いボランティアを３つのグループに分け、筋肉の炎症、痛みに対して、冷やすのがよいか温めるのがよいかの実験を行っていたことがありました。全員が同じ激しい運動をして、下肢の筋肉に炎症を起こさせ、ひとつ目のグループは運動直後から７日間ほど最後までずっと筋肉を冷やし続け、２つ目のグループは運動直後から７日間ずっと温め続け、３つ目のグループは最初２日間ほど冷やし、３日目くらいから温めるようにしました。結果は、実験途中ではひとつ目の最初から最後まで冷やし続けたグループの筋肉痛が一番少なかったのですが、７日以上たってからの回復は、３つ目の最初冷やして後に温めるグループが一番よい結果となりました。

ケガをした時には、「最初は冷やし、その後は適当な時期から温める」のが正しい対処法です。

Q7 「慢性の腰痛や膝痛には、冷やすのか温めるのかどちらがいいのですか?」

通常のケガは急性の状態といえますが、いわゆる腰痛や膝関節炎、変形性膝関節症の痛みなどに対して、冷やすか温めるかは場合によります。マラソンをした後に腰や膝関節が腫れて痛む場合や、ピッチャーをした後で肩関節が熱を持って痛む時には、数十分間冷やす方が後々の痛みや腫れを抑える効果があります。逆に痛みや腫れがそれほどでもない時は、最初から温めた方がよい場合もあります。腰痛は、いわゆるぎっくり腰など急性でとてもひどい痛みの場合でも、最初から温めた方が楽になることが多いようです。

冷やすか温めるかは、実際に冷やすか温めてみて、どちらが気持ちがよいかで決めるのもひとつの目安です。ただし、慢性の腰痛や膝痛の場合は、急性期の後の慢性期には温めるのが基本となります。

Q8 「使い捨てカイロを長時間使っても大丈夫なんですか?」

冬になると使い捨てカイロを使う高齢者の方が増えます。安くて便利で私も冬のゴルフには重宝しています。ただし、皮膚に近いところに長く貼っておくと低温やけどを起こす可能性があります。やけどによるダメージは、〈温度〉×〈その温度に接した時間〉に比例するといわれています。

100℃に沸騰したお湯でも、すぐにお湯を拭いて冷やせば、熱にさらされる時間は数秒以内です。しかし、使い捨てカイロなどでは、一晩中、つまり5時間以上熱に接する可能性があるため、低温であっても皮膚やその下の筋肉に対するダメージが、強く深くなります。低温やけどは、それだけに治りにくいといわれています。

人間の体は酵素などの関係で、37℃前後がもっとも適した温度です。患者さんには「カイロで筋肉の焼き肉を作らないように」と冗談めかして注意を促しています。カイロを貼るなら下着などの上に貼ってほのかに温めましょう。温めるための安全な方法は、たとえばおなかや腰であれば、腹巻きを使った自分の体温での保温です。

Q9「お風呂にはいるのは体にいいことなんですか？」

温めてゆったりした気分になるのはよいのですが、その際、お湯の温度と入浴時間に注意をしてください。また寒い日に、冷えたところから急に熱い風呂にはいるのも危険です。酒を飲んだ後の入浴にも注意が必要です。半身浴も長すぎると脱水で脳梗塞や心筋梗塞を起こす可能性があります。交通事故で年間死亡する人が5千人台なのに対して、お風呂で亡くなる人が年間約1万4千人といわれています。おそらく統計に出ない風呂での死者はもっと多いのではないでしょうか。

最近でも、私のクリニックに通院されていた患者さんが2ヶ月の間に2人、お風呂で亡くなっています。風呂に毎日でもはいる習慣のある民族は、世界68億人中、それほど多くないでしょう。イタリアでは、シャワーを浴びてもバスタブにつかる人はほとんどいないそうです。世界で水を求めて戦争が起こりそうな現在、きれいな水でたっぷりと、文字通り湯水のごとく風呂に浸かることができるのは日本人の幸せかもしれませんが、健康のことを考えると、シャワーだけでもよいと思います。

Q10 「こむら返りはどうして起こるのですか？」

こむら返りとは、ふくらはぎの筋肉、すなわち腓腹筋《ひふくきん》がつる、けいれんを起こしている状態です。ふくらはぎの部分を昔は腓《こむら》といっていたので、こむら返りというわけです。地方によっては「こぶら」と呼ぶところもあり、こぶら返りともいいます。同様の状態は、ふくらはぎだけではなく、ふともも や手足、首などの筋肉にも起こります。

ありふれた現象ですが、その原因は、じつはまだよくわかっていません。筋肉の伸び縮みのバランスが何かの原因でくずれて、筋肉が収縮したままになります。痛みを伴い、ひどい場合には肉離れ（筋肉の不全断裂）をきたすこともあります。激しい運動の後で筋肉が極度に疲労したり、水泳で冷えて血行が悪くなったり、脱水などで電解質のバランスが悪くなったりして生じることもあります。夜間の睡眠中にもよく生じます。

妊娠中にも、下肢の血行障害や体重増加による筋肉の疲労などからしばしば起こります。高齢者にも多く、夜間や夜明け前、数人に1人の割合で、かなりの頻度で生じています。

病気や薬剤が原因になることもよくあります。糖尿病や肝硬変、腎不全、透析、甲状腺機能低下症などが原因となります。腰部《ようぶ》脊柱管狭窄症《せきちゅうかんきょうさくしょう》や腰椎椎間板《ようついついかんばん》ヘルニアによる坐骨神経痛がある場合もしばしばこむら返りが生じます。私も坐骨神経痛があり、よくこむら返りを起こしています。利尿剤などの薬剤を服用している場合に、血液や体液の電解質のバランスが悪くなったりして生じることもあります。

Q11「こむら返りがよく起こるのですがどうすればよいでしょうか?」

こむら返りの治療法ですが、応急処置としては、つっている筋肉をゆっくり伸ばします。伸ばす時にかなりの痛みを感じますが、ゆっくりと、けいれんしている筋肉を伸ばしていきます。その後はつった筋肉を温めたり、湿布をしたりします。筋肉の肉離れ（不全断裂）を起こしているようなひどい症状の場合は、しばらくスポーツや激しい労働などを控え、徐々にストレッチを増やしていくことが必要になります。

予防には、普段から、こむら返りを起こしやすい筋肉をほぐすような体操、ストレッチが大切です。睡眠中や夜明け前に起こりやすい場合は、風呂上がりの就寝前に軽くストレッチをしてください。強く揉《も》むのは厳禁です。あらかじめ湿布を貼っておくのもひとつの対策です。

薬剤治療としては漢方薬の芍薬甘草湯《しゃくやくかんぞうとう》が有名です。こむら返りの起こりそうな前、たとえば寝る前に1包飲んでおく、スポーツの前に飲んでおくなど、予防的に服用できます。また、芍薬甘草湯は舌下《ぜっか》などから一部吸収され、即効性があるともいわれているので、こむら返りが生じている最中に服用しても、数十秒から数分以内で効きます。私もよくこむら返りになるので、ベッドの横やカバン、ゴルフのキャディバックなどあらゆる所に置いてあります。いつも持っている手帳にも1包はさんであります。ただし、この芍薬甘草湯は頓服タイプの漢方薬で1日1包〜2包までなら副作用は少ないのですが、1日2〜3包を毎日飲み続けると、低カリウム血症や水が溜まってむくみを生じる副作用があったり、また、アルドステロン症など飲んではいけない病気もあるので、医師に相談しながら慎重に服用してください。

芍薬甘草湯でもこむら返りが取れない時は、さらにデパスなどの筋弛緩作用のある軽い安定剤を追加します。これでかなり軽減しますが、デパスを服用すると、夜間トイレに行く時に、とりわけ高齢の方はふらつくおそれがあるので注意してください。

もちろん原因となる病気がある時は、その原因をまず治療することが一番大切なので、その専門の主治医とよく相談して対処しましょう。

Q12 「下肢のむくみがつらいのですが……」

しばしば高齢の方が、下肢のむくみを訴えられます。整形外科領域では、たとえば片方の下肢に障害がある場合、その足がむくむことがよくあります。しかしそれ以外の多くが、内科的な原因で起こります。

元々、血液は鉄を含んだ重たい液体です。心臓というポンプは血液を送り出す力はありますが、50〜100cm低い、足からの血液を吸い上げるのには苦労します。

では、どのようにして立っている時に静脈の血液を心臓まで戻しているのでしょうか。下腿などの静脈には逆流防止の弁がたくさん備わっています。歩くことによってふくらはぎの腓腹筋《ひふくきん》が伸び縮みする時にポンプのように働き、静脈を絞り、弁のおかげで静脈血が上へ上へと押し上げられるのです。ふくらはぎを第二の心臓とたとえることもあります。心臓の吸引力と助け合って、下肢の重たい血液を心臓まで戻しているのです。

それゆえに、普段歩いている時はよいのですが、一ヶ所に立ち続けたり、長く座り続けたりしていると、筋肉のポンプ作用がないために血液の流れが遅くなり、下肢のむくみや浮腫をきたすことになります。片方の下肢に障害があればあまり動かせないので、どうしても障害のある方の下肢がむくみやすくなります。寝たきりを防ぐために座っていましょうとのキャンペーンがありますが、じっと座ってばかりいるのも、やはりよくありません。ときどき飛行機の中で起こるため、以前はエコノミークラス症候群と呼ばれ、今は旅行者血栓症とかロングフライト血栓症と呼ばれる病気も、脱水とともに長時間座ることが関与しています。家の中でも長い間じっと座っていることや立っていることは危険です。ときどきトイレに立ち、お茶を自分でいれるようにしましょう。あるいは足関節を上下に動かすポンピングをときどき意識的に行ってください。

内科的、全身的なむくみ、浮腫の原因としては、加齢による臓器機能低下症、腎不全、心不全、肝性、低蛋白血症、甲状腺機能低下症、クッシング症候群、悪性腫瘍などがあります。外科的（血管外科的）な原因には下肢の皮膚の感染症、深部静脈血栓症やリンパ管閉塞などの原因があります。その他薬剤性の原因として、たとえば非ステロイド系消炎鎮痛剤による腎機能低下などでもしばしば見られます。こむら返りによく使われる芍薬甘草湯でも生じることがあります。

整形外科的よりも内科的な原因で下肢のむくみや浮腫が生じることが圧倒的に多いので、まずは内科の先生に相談してください。

治療は原因となる疾患の治療が重要ですが、とりあえず下肢をできるだけ上にする、寝ているなら座布団などを敷いて心臓より高くする、座っていても足を椅子の上に置いて少しでも心臓の高さに近づけるなどの工夫が大切です。弾性ストッキングなどを使うこともありますが、炎症がある場合はかえってよくないこともあります。

若い人でも朝と夕方では足の太さが変わります。宇宙の無重力状態では血液が全身にまんべんなく分布するために首回りなどが太くなると聞きます。重い血液が普段いかに日中に立っている時に重力で下肢の方に集まっているか、靴を買う時は、朝ではなくて夕方に買うほうがよいのも、この理由からです。

Q13 「関節の水を抜くと癖になるのですか？」

迷信です。

関節液は元々ごく少量ですが、正常でも関節内に存在します。滑膜という、関節の裏打ちをしている膜から徐々に関節内にしみ出して、また吸収されて循環しています。関節液は、関節軟骨の表面で潤滑をよくする効果と、栄養や酸素を軟骨にしみ込ませていく大切な役割を果たしています。

関節炎や変形性関節症の時に関節に水が溜まるのは、関節の炎症、つまり滑膜の炎症が強い時です。これは、目の結膜炎の時に涙がたくさん出ることと同じように考えてください。涙は目を守るために必要ですが、結膜炎になり涙が多くなると前が見えなくなるので、ぬぐえばよいのです。関節に水が溜まる時も同じです。多少なら心配ないのですが、多ければ関節が腫れて曲げにくいし、関節のカプセルなどの軟部組織が伸びてしまうので、適宜抜けばよいのです。抜いてもまだ炎症があれば、また関節液が溜まります。結膜炎が治っていなければ涙を拭いてもまた涙が溢れるのと同じです。癖ではありません。炎症が続いているからなのです。

また、関節液が溜まっているから関節が痛むのだ、という方がいます。たしかにたくさん溜まると張った感覚があるかもしれませんが、関節液そのものは痛みを生じる原因ではありません。涙が結膜炎のかゆみや痛みの原因ではなくて、むしろそれを緩和するために多く出ているのと同じで、関節に炎症があるから結果として関節液がたくさん出てくるのです。結果なのです。関節液は多いと邪魔ですが、あまり悪者にしないでください。

Q14 「関節は、なぜポキポキ鳴るのですか？」

関節などで音が鳴る原因は、まだほとんどわかっていません。しかし痛みを伴わない場合は、特に心配しないでください。

たとえば指の関節をポキッと鳴らすことは特に男性によくあることだと思います。私も医学生時代からずっと周りの整形外科医や解剖医に聞いたり調べたりしてきましたが、じつはまだ、この音の原因はわかっておらず、いろいろな推論が述べられています。

たとえば、関節を曲げた時に関節の中が陰圧になり、わずかに存在する関節液から気泡が発生してその泡が破裂する時の音だという説があります。私もこの説を少し信じています。そのひとつの理由は、一度関節を鳴らすと、しばらくは鳴らなくなることです。一度気泡が破裂すれば関節内に関節液の蒸気が満たされ圧力が陰圧でなくなると考えれば、しばらく鳴らない説明になります。そのうちに蒸気が関節液に戻ればまた陰圧気味になると考えられます。

あまり鳴らすと将来関節が変形する、といわれることもあるようですが、そうではありません。もちろん不必要に鳴らしすぎると関節炎を起こす可能性はありますが、軟骨や骨の変形にまでは影響をほとんど与えないと思われます。

首や腰などでもときどきいろいろな音がします。これは、脊椎の後ろ側にある椎間関節という部分で、関節の袋（カプセル）やカプセルの内側に張り付いている滑膜などがまくれこんで、それが元に外れて戻る時の音である、などと説明されたりします。たしかに、首などで音を鳴らすと、その後少し気持ちがよい時はそうなのかもしれません。カチカチというような音がする時もあります。筋肉や靱帯《じんたい》が鳴る場合もありますが、痛みを伴わなければ、関節の音を気にする必要は特にありません。

膝はいろいろな音がします。ときどき膝が引っかかるような感触の後にパチッと音がしてすっきりすることがあります。これはおそらく、膝関節のカプセルの裏打ちをしている滑膜が徐々にまくれこんでいたのが外れて、正常の位置に戻る時の音ではないかと私は推測しています。それ以外にもたとえば、関節軟骨の表面がざらざらしていて膝蓋骨《しつがいこつ》（おさらの骨）と大腿骨とがこすれ合う、握雪音《あくせつおん》という、雪を握りしめた時のググッという鈍い音などもあります。肩を回すときにグリッとかグリグリというような音を感じる時は、骨と骨との間で腱が挟まれて音が生じている場合があります。

関節や筋肉や腱などいろいろな部位で音がしますが、痛みを伴う音の場合は炎症などを生じている可能性があるので、整形外科の医師に相談してください。

Q15 「笑うことと病気には、本当に関係があるのですか？」

関節リウマチの専門家である日本医科大学名誉教授の吉野槇一先生は、リウマチの患者さんの目の前で落語家に話をしてもらい、大いに笑った後で、患者さんたちの血液検査をしました。その結果、落語を聞く前に比べて、聞いた後ではリウマチの免疫の検査データがよくなったのです。

リウマチの世界ではとても有名な話ですが、癌の患者さんでも、自分から治すぞという意気込みの強い人の方が、くよくよする人より癌を克服しやすいともいわれています。楽しく笑うことによって、血液中のナチュラルキラー細胞という、免疫をつかさどるリンパ球の能力が高まるそうです。吉野先生によれば、泣ける映画などでもよいので、とにかく自分が楽しくのめり込んだり夢中になったりすることで、免疫機能が低下している状態から正常近くまで戻るそうです。「楽しい笑いは副作用のない薬」と提唱されています。

楽しく笑ったり心から泣いたりすることで、脳内でのストレス状態がリセットされることにより、自律神経系、内分泌系、免疫系の3つがバランスのくずれた状態から回復し、その結果、関節リウマチに限らず、いろいろな病気の患者さんの病状が改善するのだそうです。全身麻酔のもとで手術を受ける患者さんの場合、麻酔をかける前の意識がある時と麻酔がかかって意識がなくなった時では、いくつかの血液検査のデータが明らかに改善する、つまり脳内リセットが生じているとの研究結果も出されています。いつも全身麻酔を受けるわけにはいかないので、何か自分に合った方法で、ストレスや病気がある時に、この脳内リセットを実践できればと私自身も考えています。

とても悲しいことが起こった時に、しばし号泣すると、その後、少しケロッとした感じがするのはこのためだと思います。

Q16 「寒くなると、関節の痛みがひどくなるのでしょうか？」

医師になって10年ほど経ち、ある程度経験を積んだ頃から、３月中旬の生暖かい風が吹く頃と10月頃の肌寒いと感じはじめる季節に、神経痛や関節痛の患者さんが増えるように漠然と感じていました。

以前、インターネットのニュースで、日本気象協会北海道支社が、明日はフェーン現象で気温がかなり上昇するため、夫婦喧嘩や交通事故が増える可能性があるので注意してください、というようなコメントを出しているのを聞いて、驚いたことがあります。もともと雨が降る前の日や気温の低い日に、関節痛や神経痛が起こりやすいことは、誰もがいい伝えや経験などで知っていることだとは思っていました。ただそういったいい伝えの類を、公式に気象病として、気象協会が注意を促しているのを見て、なるほどと思いました。

天気が崩れる時や寒くなった時などに、体の調子が何となく悪くなる原因として、たとえば自律神経などにそれらの変化が悪影響をもたらすのだ、といったような説明がよくされています。この影響は、じつは気温が低下する時だけではなく、先ほどのフェーン現象のように、急に気温が上昇する時にも起こりえます。この気象病は別名「お天気病」と呼ばれることもあります。関節リウマチや神経痛、気管支喘息、心筋梗塞や自殺を含む精神障害にも関わるそうです。

人間の健康状態と気象の関係を研究する学問を「生気象学」と呼ぶそうですが、古くはギリシア時代から研究されていて、20世紀前半にはドイツやオーストリアで研究が盛んになりました。オーストリアのインスブルックでは、フェーンが吹くと気分が不安定になり、集中力が落ちたり、自殺者が増えたりするなどの実証的な研究があるとのことです。

昔から「季節の変わり目」とは、よくいったものです。筑波大学名誉教授の吉野正敏先生の著書『医学気象予報』（福岡義隆氏との共著・角川書店）によれば、吉野先生は人工気象室を作り、その部屋の中の気温、気圧、湿度を人工的に変化させることにより、いろいろな研究をされています。関節リウマチの患者さんの場合、その3つの要素のなかで、特に気圧を下げ、湿度を上げると症状が悪化するとのことです。これは、低気圧が近づいて晴から雨になる時の気象条件と同じです。たしかに寒くなると関節リウマチの患者さんの関節痛も悪化することがありますが、むしろ梅雨の時期の気圧が低下し湿った空気の方がよくないようです。逆に湿度35％の乾燥条件下では、関節痛が減ったそうです。

関節痛や神経痛を持つ患者さんから「冬になれば寒くて膝関節や腰の痛みが強くなりそうで怖い」といわれることがありますが、私は「季節の変わり目、気温や気圧や湿度が変化する時にこそ痛みが生じやすいですよ、冬に必ずしも痛みが強いわけではありません」と説明します。たしかに寒いと関節痛も神経痛も強くなりますが、冬になれば、温かく着込んで部屋も暖かくして、ぬくぬくすればよいのです。

私の住まいは神戸にありますが、たとえば北欧や北海道に、神戸よりも膝関節痛や神経痛の患者さんが多いとは聞いたことがありません。逆に沖縄の人に関節痛や神経痛が少ないとも聞いていません。関節リウマチでも世界中で地域差はないといわれています。吉野先生も、冬よりも気候が変化する時にいろいろな病気が起こりやすいと述べています。

むしろ注意すべきは夏のクーラーかもしれません。除湿という意味ではよいのですが、人工的に気温が低下し、しかも脚に当たる低い部分が寒くなりがちです。夏のオフィスのクーラー対策に女性用のカラフルな腹巻きが売られています。手足を保温するのはもちろんよいことですが、手足に送り込まれる血液をお腹で温めておくのも効果的です。空気をたくさん含んで保温効果のある腹巻きは、先人の知恵だと思います。

気象病に対して、特定の季節に起こりやすかったり、悪化しやすかったりする病気を季節病と呼びます。夏に多い熱中症や冬に多いしもやけ、凍傷、肺炎や脳卒中、気管支炎などがそうです。日本脳炎や、日本では見られないマラリアなどは、夏に蚊が増えて媒介することで起こるため、季節病ともいえます。

気象病も季節病も、体が周囲の環境に順応する能力が落ちている時などに起こりやすくなります。ストレスも大きな原因です。天気が変わる時や季節の変わり目には、なるべくストレスを少なくするように努め、服装も気候に応じてこまめにとりかえましょう。

最近では、テレビなどの天気予報で、気象、気候の変化、花粉の飛散状況、黄砂の発生など事細かく予報を教えてくれます。自分の健康のためにこれらの情報を上手に利用しましょう。

Q17 「布団やマットは硬い方が体によいのですか？」

私の友人に布団などの寝具を製造している会社の経営者がいて、ある時に腰痛に効果的な布団や寝具を商品開発したいと医院に相談に来たことがあります。そのために私も事前にいろいろ調べましたが、結論としては、腰痛一般にどのような布団や寝具がよいかは一概にいえないということがわかりました。

人それぞれの年齢や状態や腰痛の種類によって、布団やマットの柔らかさ、硬さなど、どれが適切かはさまざまです。一般的には、上向きで寝る時に重いお尻が沈み込むと腰を反った形になり、腰痛が生じやすいので、硬い布団やマットが勧められています。しかしこれも状況によります。

私がその友人にアドバイスしたのは、寝返りがしやすい寝具が一番よいだろうということでした。

寝返りはとても大切な運動です。寝返りが自分でできない脊髄損傷の患者さんでは、数時間同じ姿勢で寝ているだけで床ずれを起こしてしまいます。皮膚や皮下が圧迫されて血行障害を起こすからです。それだけでなく、じっと寝ていると筋肉や関節がこわばります。レム睡眠という、体は寝ていても脳が活動している時間に寝返りで自然に体をほぐしているのです。朝起きがけに腰痛や膝痛が起こりやすいのは、夜に筋肉や関節が固くなっていて急に動かすことによるので、寝ている間に自然に寝返りがしやすい寝具が、体によいのではないでしょうか。

Q18 「枕の高さは、どうやって決めればよいのですか？」

時代劇に出てくるような高い枕は寝苦しいでしょうが、どのような枕がその人にとってよいのかは、また難しい問題です。枕をしないで寝る人もいます。そして世の中にはたくさんの種類の枕が販売されています。枕の種類、硬さ、高さに関しては布団やマットと同じように一概にはいえません。自分に合うと思える、寝やすい枕が一番です。

ただ、頸椎椎間板ヘルニアや変形性頸椎症など、首に病気があって、手などがしびれやすい方は少し枕に注意が必要です。腰と同様に首も少し前方に曲げた姿勢にすると、神経がゆるみ比較的楽になります。そのため、頸椎性による手のしびれがある人はやや高めの枕がよいのです。専門医にご相談ください。なお、枕を何度も買い換えるのはもったいないので、細かい高さの調節は、バスタオルを折って枕の下に敷いたりすればよいと思います。

Q19「注射の後、押さえるのと揉《も》むのとでは、どちらが正しいのですか？」

肩やお尻に打つことの多い筋肉注射の後そのままにしておくと、注射液が筋肉の中で筋肉を圧迫して痛いので、液を散らすために揉むようにします。

静脈注射の後は、静脈に注射針の穴が開いているので、そこから出血しないようにじっと数分間押さえます。静脈は手足の先から心臓に向かって血が還ってくるので、注射の穴より心臓に近いところを間違って押さえると、血液がせき止められて、むしろ注射針の穴から皮下に出血することになります。特に静脈が深い時に、注射針が皮膚を貫いてから、少し斜めに皮下を貫き、静脈を貫く位置が皮膚の刺入《しにゅう》部位とずれる場合があるので多少注意が必要です。正確に数分間押さえて止血しないと皮下出血することがありますが、静脈注射の場合はそれほど出血量が多くないので、ほとんど問題になりません。

皮下注射の場合はそのままか軽く揉む程度です。皮内注射の後は揉まないでそのままにしておいてください。

関節内注射や腱鞘《けんしょう》内注射は揉みません。カテーテルなどで動脈穿刺《せんし》をした場合は穴の大きさなどによりますが、圧が強いので10分以上、十分に止血する必要がありますが、この場合は医師や看護師が必ず指示すると思われます。

血液を固まりにくくする薬剤を服用している場合は、注射後の止血をより長く行う必要がありま す。注射薬の種類によっても、揉むか揉まないか異なることもありますので、詳しくは、注射を打ってくれた医師や看護師にお尋ねください。

Q20 「傷口にお風呂とシャワーでは違いがあるのですか？」

アメリカやヨーロッパでは、手術の後、翌日から傷口も含めてシャワーを浴びて、傷口の浸出液をきれいに洗い流すことがあります。日本では湿度が高いなど、環境も異なり、また民族性の違いなどから、手術後にシャワーや入浴を再開するのは、抜糸が済んでからがほとんどです。

ただし、風呂にはいることとシャワーを浴びることは少し条件が異なります。シャワーを浴びてもお湯は傷口の上を流れ落ちるだけです。隙間があればしみこむかもしれませんが、しっかり縫合してあればしみこむことは、まずないものと思われます。しかし、入浴すると、お湯の中に体が浸かり、傷口には水圧がかかります。水圧でお湯がしみこんでいく可能性があります。

手足にスリ傷ができた時、風呂で傷口を浸けてもよいかよく聞かれます。シャワーで軽く洗い流すのならよいかもしれませんが、風呂に浸かるのはよくない可能性がありますので、シャワーだけにしておいたほうがよい、と説明するようにしています。

Q21「注射の後、風呂やシャワーはどのくらい我慢すればよいのですか？」

注射の後に風呂やシャワーを制限する理由のひとつは、注射部位を温めすぎることで生じる問題を避けるためですが、最大の理由は、注射針の穴から、注射した部位に細菌感染を起こす危険性があるからです。

注射による感染の原因としては、常在菌と呼ばれる、主にブドウ球菌などを、皮膚の消毒不足のため針を刺した時に一緒に押し込んでしまう場合や、針、注射器あるいは薬液そのものが汚染されている場合などがあります。さらに、注射した時にできた穴から、注射の後で細菌が入り込んで感染を起こすこともあり得ます。そのために、注射の時は清潔な操作で器具を汚染しないようにし、皮膚をよく消毒して、注射の後にはガーゼなどで覆います。アメリカでは筋肉注射などは皮膚の消毒もしないことがあると聞きますが、日本の湿気や日本人の気質から、やはり消毒なしで注射することは、私が注射される場合でも強い抵抗感があります。

では注射の後、細菌が穴から入り込んで感染を起こす確率がどのくらいあるのかといえば、じつはわからないのが現実なのです。筋肉注射、静脈注射、皮下注射、皮内注射などで、糖尿病などの免疫力が落ちている状態でなければ、皮膚や皮下の穴はすぐにふさがって、シャワーなら数時間後には問題ないかもしれません。なお、Q20で少し説明しましたが、風呂とシャワーでは水圧の条件が異なります。

一番問題になるのは、感染に弱い、関節への注射の後です。関節軟骨には血管がなく、主に血液から運ばれる白血球などの感染を防ぐ細胞に乏しい部位なので、感染に弱いのです。このため、人工関節の手術の時は無菌室で行い、術者は宇宙服のようなガウンを着て、自分の吐く息を濾過《ろか》して細菌を空気中にばらまかないように配慮しているくらいです。

その関節注射後に、風呂を何時間制限するかに関してはさまざまな議論があります。日本臨床整形外科学会のメーリングリストでも、以前に何度かこれに関する議論がありました。皮下や筋肉がすぐに閉じるので、風呂の制限はほとんど必要ないという医師もいます。数時間禁止という医師や12時間以上禁止という医師もいます。しかし、患者さんによっては、皮膚も皮下組織も筋肉も薄くて、外部と関節の間の壁がとても薄いことがあります。このような時に、すぐに風呂に入ってもよいとは怖くてとてもいえません。実際、メーリングリストでもさまざまな意見がありました。

私は開業してから、患者さんの膝関節注射後に感染を起こした経験があります。皮膚の消毒不足か、注射器の汚染か、注射後の穴からの汚染か原因はわかりませんが、その患者さんに多大な迷惑と不便と痛みをかけたことは事実です。それゆえ、私としては慎重に対応しています。筋肉注射や静脈注射の場合、注射後6時間風呂に入らないように説明しています。関節注射の場合は12時間、関節液を抜く場合は、太い針を使うので約24時間風呂に入らないように説明しています。中にはもっともっと慎重な医師もいると思います。感染は何万回か注射をすれば起こりえる不可避の事故とはいえ、一度起こると患者さんの不利益は大きいので、医師も患者さんも十二分に注意をすべきだと思います。私も大きなダメージを受けました。

Q22「サプリメントは本当に膝に効くのですか？」

日本でもアメリカでもサプリメント、いわゆる栄養補助食品あるいは健康補助食品と呼ばれる商品が流行っています。さまざまなサプリメントがテレビや雑誌などのマスコミで宣伝され、薬局などでも百花繚乱です。ですが、これはあくまで食品であり、薬ではありません。食品は体の栄養素の原料ですが、薬は少量でも大きな薬効をもたらすもので、サプリメントとは大きな違いがあります。

その中で、変形性膝関節症の場合に用いられる、グルコサミン、コンドロイチン、ヒアルロン酸などのサプリメントについて、本当に効果があるのかよく患者さんに聞かれます。これらはもともと関節軟骨や関節液の成分です。服用したら何となく効果がありそうですが、世界中でグルコサミンやコンドロイチンに関するいろいろな調査・研究が行われ、多くの論文が、軟骨再生や関節痛への効果に否定的です。グルコサミンによる鎮痛効果の可能性はあり、絶対に効果がないとはいい切れないので、より明確な結論が待たれています。

ただ、私もサプリメントを服用しています。亜鉛などの微量元素を含むサプリメントで、それが体によいと信じて飲んでいますが、それが本当によいのか悪いのかは不明です。

Q23 「ビタミンの摂りすぎが体に悪いことはないのですか？」

以前アメリカで、ビタミンCが癌に効くとの噂が広まり、ビタミンCを大量に服用することが流行ったことがあります。しかし、ビタミンCの過剰摂取は、尿路結石の副作用を起こすとの説もあります。その後、癌に対する効果がはっきりしないために、流行も終わったようです。

その他、アメリカにはビタミンショップがあったとも聞きます。ともあれ私もビタミンが大好きな人間です。肉体疲労には、ニンニクにも含まれる「アリナミン」ともいわれるビタミンB1が効くと信じて服用しています。

ただし、ビタミンにもBとCなどの水溶性のビタミンとA、D、E、K（私は「アデク」と覚えています）などの脂溶性のビタミンがあります。水溶性のビタミンは、過剰に服用しても多くの場合、尿などから排泄されますが、脂溶性のビタミンは肝臓などの脂肪に蓄積して過剰症を引き起こしやすいので、特に脂溶性のビタミンの摂りすぎには、注意が必要です。

Q24 「「日にち薬」とはどのような薬でしょうか？」

関西では、医師も患者さんもよく「日にち薬」という言葉を使います。私もたとえば肋骨骨折などの時に、患者さんに使うことがあります。この「日にち薬」という意味は、私なりの解釈では、「治療しなくてもそのうちに治る」という意味と、同時に「すぐには治らず、多少日数がかかる」という両方の意味があると思います。私が患者さんの病状を「坐骨神経痛です」と説明すると、患者さんが「では日にち薬ですね」といわれる時があります。たしかに、坐骨神経痛もよほどでない限りいつかは治るのですが、適切に治療した方が早く治りやすいことが多いと思われます。この場合は日にち薬とは考えない方がよいかもしれません。自分で勝手に「日にち薬」と納得しないで、医師にどのような治療をした方がよいのか、しなくてよいのか、聞いてみてください。

Q25 「それぞれの専門分野で、よい医師の見つけ方がありますか?」

たとえ医師であっても、自分の専門外の病気に関してどの医師にかかればよいのかは、わからないものです。まして、一般の方が病気やケガをした場合にどの医師にかかればよいか、迷うことが多いと思います。その場合は、まず自分の知っている中で一番信頼できる医師に相談しましょう。その医師がよい先生であれば、よい医師を知っている可能性が高いと思われます。

どの科の医師でもかまいません。よい医師であれば、きっとなにがしかの有用な情報をくれるはずです。それをたぐっていけば、よい医師、自分に合う医師に出会えるチャンスが生まれます。よい医師に出会うためには、多少の時間と努力が必要なのです。

Q26「手術件数の多い病院はレベルが高いのですか？」

最近、新聞や雑誌で、病院のレベルを比べるために、カテーテルや手術などの件数を比較する記事をよく見かけます。たしかに、多くの患者さんが集まり症例数が多い病院は、実績と結果がよいからと、患者さんが集まりやすいと推測できます。ただ、大学病院や市中の大病院などは、同じ病気でもかなり難易度の高い患者さんが紹介される傾向にあるために、手術件数は必ずしも多くなく、成績も満足できる結果ばかりにはなりにくいのです。

たとえば、変形性股関節症や変形性膝関節症には、変形の程度や患者さんのリスクなどさまざまです。それゆえ、人工関節手術の難易度にもかなりの差があるのです。人工関節手術では、元気な患者さんで変形が比較的少ない場合と、糖尿病などで全身状態が悪く、高度の関節変形と骨粗鬆症のある患者さんの場合、難易度は比較にならないほど大きな差があります。その結果、手術後の経過の良し悪しも、難しい手術の場合より、簡単な手術の方がよくなりやすいのです。

難易度を比較する物差しがないために、数でしか比較検討できないといわれればそれまでですが、症例数による病院の順位表を見るにつけ、何かもどかしい気持ちになります。仮に症例数だけでランキングをつけるならば「症例の難易度は考慮されていません」という大きな但し書きをつけてほしいと思う医師は、おそらく私だけではないと思います。

第2章

元気に老いるための基礎知識

「健康」ということについて

健康寿命について

健康寿命とは、WHO（世界保健機関）が提唱した考え方で、元気に活躍できる期間をいいます。平均寿命から、寝たきりなど介護を要する期間を差し引いた寿命です。「自立して生活できる期間＝健康寿命」ともいえます。日本の厚生労働省でも「健康日本21」というキャンペーンを行っています。

日本は現在、男女ともに健康寿命は世界で一番長いのですが、いくら長くても、一度寝たきりになれば、本人や家族のストレスや経済的負担は一気に増大します。ぽっくり死ねるように願う、ぽっくり寺信仰があると聞きましたが、皆が皆そのように都合よく死んでいけるわけではありません。寿命を司る遺伝子を研究しているフランスの科学者が、寿命を伸ばすことが自分の研究の目的であっても、「夜まで普通に暮らして、その翌朝死んでいる、そのように死にたい」とテレビのインタビューに応じていたのが印象的でした。厚生労働省による「国民生活基礎調査」によれば、脳卒中と骨《こつ》粗鬆症《そしょうしょう》による骨折が寝たきりの二大原因なので、血管寿命や骨寿命を伸ばそうという運動が展開されています。健康寿命をいかに伸ばすか、寝たきりをいかに防ぐかの詳しい方法は別の本にお任せしますが、私の考える健康寿命は【図3】のようなものです。仮に20歳の時の体力を

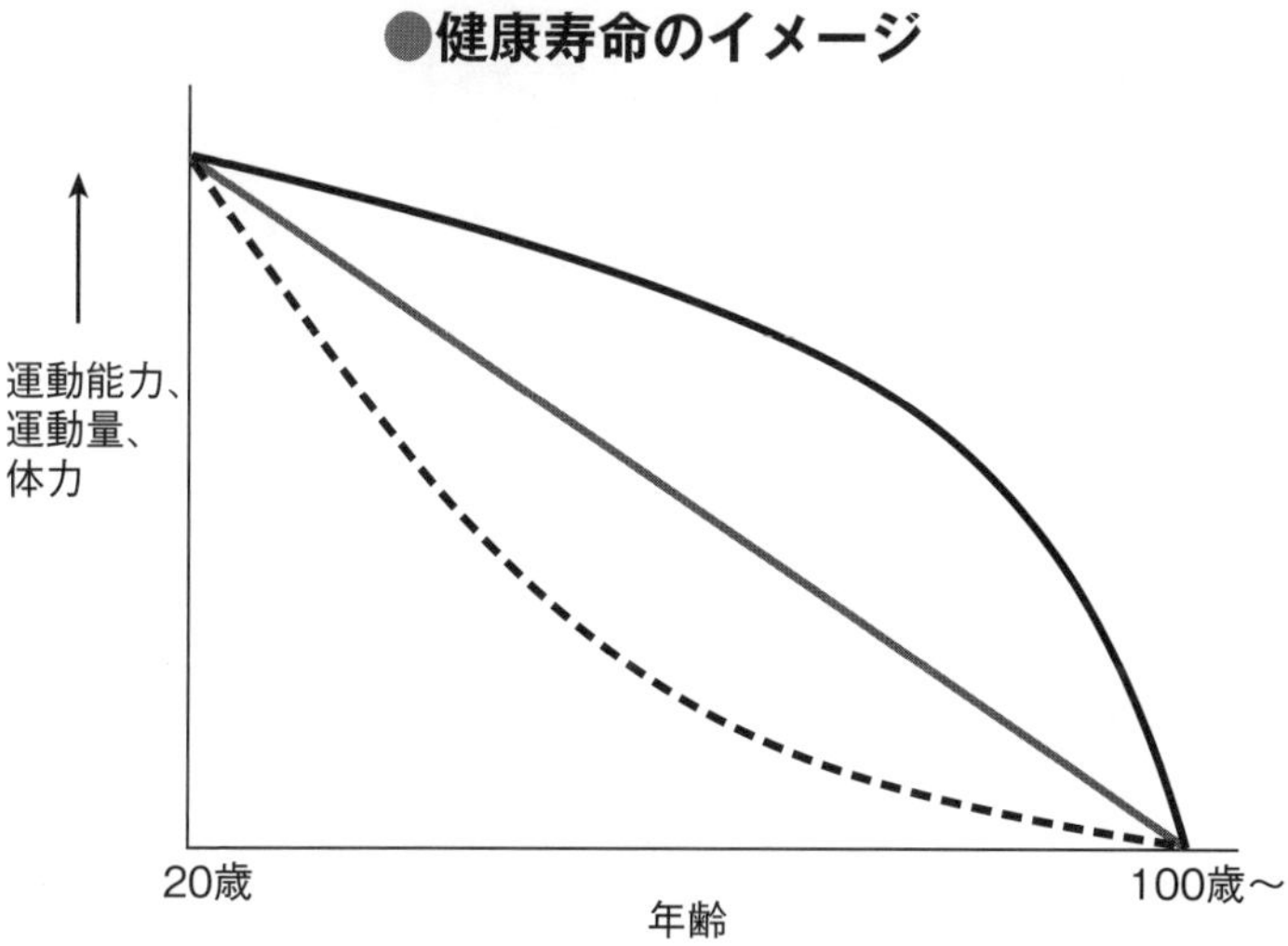

図３

１００％として百歳で死ぬ時が０％とすれば、体力は年齢とともに右肩下がりになります。その時に下に凸の曲線状に下がっていくのは、寝たきりに向かって低空飛行をするようなものです。できれば上に凸の曲線状に、体力が下がっていくように生きたいものです。

　生物はいつか死にます。厳然たる事実です。でも、元気に死にたいものです。

病気には、予防こそが大切

　メタボリックシンドローム、略して「メタボ」という言葉をよく耳にされると思います。これは主に内科の領域で、肥満やそれに伴う生活習慣病といわれる高血圧、糖尿病、高脂血症などの状態をいいます。それらを放置すると、脳梗塞や脳出血などの脳卒中、失明、腎不全、心筋梗塞などの重大な合併症を引き起こすことがあるため、メタボを早期に発見して、予防しようという考えなのです。東洋医学の世界でも、未病を癒すという考えが古くからあり、予防を重んじています。

整形外科の病気でも予防が大切です。骨粗鬆症の重大な合併症が骨折ですが、骨折を予防するためには骨粗鬆症の治療が大切になってきます。これも後ほど述べますが、ロコモティブシンドローム、略して「ロコモ」、運動器症候群と呼ばれる状態は、その合併症である骨折や寝たきりなどを予防するために、普段から簡単な体操などをして予防しようという考えです。

たとえば急性腰痛症のことを一般の方はよく「ぎっくり腰」といいますが、これも普段から軽い体操などで腰を柔軟にしておくことで、少しでも予防が可能です。また膝関節を傷めないためには、何よりも肥満を防ぐことが大切です。皆さんも普段から体を少し動かして、柔軟な肉体を保つように心がけてください。

ときどき検査の結果が怖いので検査をしない、という方がいますが、検査をしないで病気が悪化することの方がもっと怖いことを知ってください。結果がよければ安心でき、悪ければより早く対処できます。

病気の再発が気になって仕方がない方に

腰椎椎間板ヘルニアによるひどい坐骨神経痛が、ようやく治癒した患者さんから、「また病気は再発しますか」と聞かれることがあります。たしかに、将来再び、下肢の神経痛をきたすことはあります。そのためにはいろいろな予防、注意はするべきですが、あまり再発を心配しても仕方がありません。同じ病気になれば、早めに治療を開始すればよいのです。

風邪が治ったとたん、また次の風邪をくよくよ心配する人は少ないと思います。2度3度と何回も同じ病気になる場合は、普通より少しだけその病気の予防策や注意をしておくとよいでしょう。

私の話で恐縮ですが、51歳の時に、脳梗塞を患いました。ある日ある時間に、突然右手の麻痺と視野の半分が見えなくなる右の半盲を生じました。自分ですぐに脳梗塞か脳出血だと判断して、病院に駆けつけました。幸いに麻痺は軽くてすぐに回復しましたが、原因は必ずしもはっきりしていません。心疾患はなく、たばこは吸わなくなって久しく、コレステロールや中性脂肪は正常、酒は好きですが暴飲するほどではありません。頚動脈などの血管壁もつるつるだと検査でわかっています。ひとつだけ、普段の血圧は正常なのですが、早朝高血圧が潜んでいて、首の後ろにある椎骨動脈が詰まったのだろうと専門家が推測しています。私自身や周りの多くの友人の医師は、過労によるストレスが原因だとも考えています。

病気以後は、血液をさらさらにする薬と高血圧用の薬を毎日かかさず服用しています。脱水が怖いので、お酒を飲めば必ず水を注文します。暑い夏にはゴルフを極力しないようにしています。一度脳梗塞を患えば、再発の危険性や薬の副作用で脳出血をきたす恐怖はいつもあります。半身不随にならないかという不安も当然あります。でも、それればかり考えていたら人生がつまらなくなります。できる限りのことをして、運命、天命を待つべきだと思っています。

私が厄年の頃、よく知っている高校と大学の同級生の医師が相次いで４人も亡くなりました。私が脳梗塞を患った頃にも、ほぼ同年代の近くの開業医が２人亡くなり、さらに別の２人は癌で医師生活を止めて闘病生活に入っています。突発性難聴になった友人の開業医もいました。医師をして病院に勤務していれば、知人を含むたくさんの患者さんの病気や死を見ます。自分より若い人の大病や死を見るたびに感じることがあります。他人と比較して幸不幸を計るのは凡人かもしれませんが、それでも私はまだしも自分がましだったと心から思います。脳梗塞を患った自分を、アンラッキーなのではなく、ラッキーと思っています。

「完治」という言葉について

診察の後で病気やケガについて説明すると、「完治するでしょうか？」と患者さんから聞かれることがあります。十代の若者の病気やケガなら、たしかにほぼ完全に治ることもあります。しかしたとえば、一度飛び出した椎間板ヘルニアが小さくなることはたまにありますが、全く元に戻るわけではありません。関節の変形や骨の変形は老化のひとつの現象であり、元に戻りません。歯がすり減ったり欠けたり、老眼や耳が聞こえなくなるのも同じです。20歳を越えれば徐々に老化が始まりますが、若い人であっても、30歳になれば20歳の頃と同じように何でも無理がきくわけではありません。「完治」というよりは、その年齢に応じた状態に近づけていくというイメージのほうが、適切だと思います。

「歳を取っている」ではなく、「若くない」と言葉を変える

レントゲンを前にして中高年の患者さんに関節の変形などを説明すると、患者さんから「歳を取っているからですね」といわれることがときどきあります。たしかに「歳のせい」からともいえますが、「若くないから」と説明しています。結局同じ意味になるとしても、「歳を取っている」といわれるのと「若くない」といわれるのでは感じ方が異なると思うからです。

70歳くらいの方が肩関節周囲炎、いわゆる五十肩で来院された時に、説明した後で患者さん自らが「もう歳ですね」といわれれば、私は「いいえ、中年肩です」と笑いながらすぐに言い返します。これだけで多くの患者さんの顔が明るくなり、きっと快方に向かうと思うことができます。

言葉には言霊《ことだま》ともいわれるように、人を元気づけることもあれば落ち込ませることもある、大きな影響力があります。たとえば大きなケガをして体にダメージが残った場合でも、悔やんで残りの人生を過ごすよりは、これだけのケガですんで良かった、もっとひどかったら大変だったと考えれば残りの人生はよりプラスに向かうのではないでしょうか。

外来に二十代の若い女性が来られました。３階から誤って転落し、２番目の腰骨を骨折して病院に入院して治療を受けたが、腰痛と下半身のしびれや脱力が治らないとのことでした。レントゲン検査ではすでに骨折は治癒していますが、骨折の部位が脊髄神経の一番下の重要な部分で、その部位で脊髄が損傷し、不全麻痺が生じていると判断しました。患者さんもお父さんも叔父さんも、「ど

うにか治らないのでしょうか?」と必死の形相《ぎょうそう》です。しかし私は、「今まで大きな病院でいろいろ治療や検査をしてきても治っていないので、おそらく転落時に神経が傷んでしまっているのでしょう。この部分は下半身のいろいろな機能が集まっている大切な部位で、一度傷むと治らないことが多いです」と正直に答えざるを得ません。それを聞いて患者さんも家族の方も落胆されるのがよくわかります。

「でも3階から転落したら、頭を打っていたら死んでいたかもしれません。首の骨を折れば一生寝たきりの四肢麻痺の可能性もあります。あるいはこの腰骨の骨折だけでも下半身麻痺で車いすの生活だったかもしれません。むしろ、歩けて仕事ができるのなら本当にラッキーだったと思います。それに、残った神経の機能をリハビリなどで増やしていけば、少しはよくなる可能性があります」と説明すると、患者さんもお父さんも叔父さんも顔が明るくなり、納得され、頑張っていこうという雰囲気になりました。

その時「頑張れ」と私の前で父親が娘さんに励ましました。「あまり頑張れ頑張れといっても、彼女は下半身の麻痺のために筋力が普通の人より弱っています。我々より疲れやすいのです。それは回りが充分理解してあげてください」そう説明を付け足しました。

病気には、周囲の同情ではなくて、理解が必要です。そして暖かい援助が必要です。実行と同時に言葉もとても大切だと思います。

老化とは何か

紀元前の中国、秦の始皇帝の頃からすでに「不老不死」は人間の願望であり、「老いること」「死ぬこと」は人間共通の恐怖でした。21世紀になり、医学や公衆衛生の進歩のおかげで人間の平均寿命は飛躍的に伸びてきたにも関わらず、「人間、生物がなぜ老い、なぜ死ぬのか（事故や病気ではなく寿命が来たために）」は、まだよく分かっていません。老化学説は研究者の数だけあるともいわれています。詳しくは、少し難しいかもしれませんがコラムその1で説明します。

一般的に老化が大きく関係している病気としては、たとえば老眼、白内障、難聴、認知症、歯がなくなる、などいろいろあります。高血圧や動脈硬化、糖尿病などは、必ずしも老化現象ではありませんが、若い人より高齢になればなるほど病気になる率が多いので、多少老化に関連があるといえるかもしれません。

整形外科の場合、変形性関節症などは老化現象といえます。肩関節周囲炎いわゆる五十肩は江戸時代には50歳くらいが寿命だったので長命病といったそうですが、現代でも40歳から60歳くらいの方に多く、高齢の方にはむしろ少ないので、中年の病気といえるかもしれません。

コラムその1

老化に関するさまざまな学説

細胞は無限に増殖できない

老化とは、一般的には「白髪が増える」とか「肌が衰える」ことなどで実感しますが、医学的には「染色体異常の頻度が高い」「癌の頻度が高い」「認知症」「白内障」「生殖機能減退」「骨粗鬆症」などを調べて判定します。早老症といわれる遺伝子疾患の患者さんは、これらの症状が正常人よりかなり早く現れます。また一卵性双生児がほぼ同じように老化し、癌になりやすく、寿命も似通っていることが知られており、やはり遺伝子が老化に関係があるように思われますが、それでも老化現象は、個人差が大きく、また環境の影響も大きいのです。

人間全体ではいろいろな部分に老化が現れますが、細胞レベルでも老化現象はあるのでしょうか。やはり細胞も老化します。また、老化は単細胞生物や植物にもあります。従来、細胞は適度な環境で培養すれば無限に分裂すると考えられていました。しかし、1961年にヘイフリックという学者が「細胞は無限には増殖できない」というショッキングな発見をしました。癌細胞はずっと分裂し、増殖できますが、正常の人間の線維芽細胞は分裂できる回数に制限があるのです。しかも、若い人の線維芽細胞と高齢者の線維芽細胞では、若い人の線維芽細胞の方が分裂できる回数が多く、先程述べた早老症の人の線維芽細胞の分裂回数は、正常人のそれより少なかったのです。

テロメア説

なぜ細胞の分裂に限界があるのかということのひとつの説明に「テロメア」があります。遺伝子であるDNAの端に存在する特殊な塩基の繰り返しをテロメアといい、細胞分裂に際し、DNAが複製されるたびにこのテロメアが短くなっていき、ある限界以上に短くなるともう分裂できないというのです。いわばテロメアは分裂の回数券みたいなものです。このように細胞分裂に限界があることも細胞レベルでの老化、ひいては個体の老化、あるいは寿命に関係があると考えられています。2009年度のノーベル医学賞はこのテロメアに関連するものでした。

遺伝子に起因しない老化現象に、赤血球があります。人間の赤血球は寿命が約120日ですが、赤血球には遺伝子を含む核がありません。赤血球が古くなると膜の表面も古くなます。この場合赤血球には核がないのですから、遺伝子には関係なく、環境などに影響され老化する、といえます。

さて、その老化に関する学説ですが、じつは研究者の数だけ老化学説があるといわれており、どれが決定打かまだわかっていないようです。ゆえにここでは、その主なものを簡単に紹介してみましょう。

全身レベルでの老化

免疫力の低下により老化するという説があります。全身での免疫力が落ちるため老化するという説です。しかし、免疫を備えていない下等動物でも老化現象があることから、これは老化の結果であるとも考えられています。それ以外にホルモンの分泌能力の低下による内分泌説があります。特に脳にある視床下部の老化が体全体の老化の原因という説です。

代謝生理レベルでの老化

老廃物が細胞内に貯まってそのために老化するという説もありますが、これも老化の結果これらの老廃物が貯まるのであろうといわれています。酸素は人間にはもちろんなくてはならない物ですが、場合によってはかなり有害です。特に体の中で、酸素が反応してできるいくつかの種類の活性酸素（フリーラジカル）は細菌を殺してくれ、免疫にも関わっていますが、反面、体にとっても毒になり得ます。特に細胞の膜の脂質を酸化させたり、DNAやタンパク質を化学変化させたりします。体内にはこれらの活性酸素の毒消し役の酵素など（たとえばビタミンEやβ-カロチンなど）があってあまり問題ないのですが、毒消しに漏れた活性酸素の害が年齢とともに蓄積するのが老化の原因であるというのです。これは老化学説のひとつの有力な説です。最近、スポーツを過度にすると老化が早くなるという意見がありますが、これは酸素の消費が増え、その毒性に触れる確率が普段より高くなるためだといわれています。

遺伝子機能レベルでの老化

遺伝病の中で早老症ともいわれ、「白髪」「白内障」などの老化症状が普通の人より早く現れる病気について先程述べましたが、遺伝子、DNAのレベルで老化が起こるという説です。エラーカタストロフィー説などともいいます。DNAが紫外線や放射線を浴びて異常をきたしても、普通はそれを修復する機能が人間の細胞には備わっています。しかし、その修復機構から漏れた異常が積み重なり、異常なタンパク質ができて細胞の機能が低下することが、老化であるという説です。

もうひとつ、エラーカタストロフィー説に対抗する説として、プログラム説があります。これは老化があらかじめ遺伝子にプログラムされていて、時間とともにその遺伝子が発現して老化するという考えです。

まとめ

今まで述べてきた他にも、老化学説はいろいろあります。おそらく一元的には老化を説明できず、いろいろな要素が複雑に絡み合っているのだろうと思います。

老化のメカニズムはまだまだ解明されたとはいえませんが、一応現在の知見としては、「紫外線、放射線、活性酸素、その他の環境によって人間は個体、細胞ともに機能低下を含む変化をし、それは部分的にＤＮＡの変化を伴うが、一部は生まれつき遺伝子にプログラムされた機能として現れる」とまとめられるかもしれません。

◇参考文献◇
『老化の原点をさぐる』鈴木堅之著、裳華房
『生物の寿命と細胞の寿命――ゾウリムシの視点から』高木由臣著、平凡社
『アポトーシスとは何か――死からはじまる生の科学』田沼靖一著、講談社
『科学の事典』第３版、岩波書店

（「兵庫県医師会報」２０１０年１月号より転載・改変）

自分の病名を知ることの大切さ

病気やケガをした時に、自分の病名を知っておくことはとても重要です。それを元に本やインターネットで自ら勉強することもできます。別の病院にかかる場合でも、的確に情報を次の医師に伝えることができます。

最近ではお薬手帳など、医師から処方されている薬の情報を手帳に記載して、いつも持っているようにするシステムが普及してきました。これと同じように、自分の病名を知っている方が得です。もし、病院に受診しても病名を説明してくれない場合は、紙にでも書いてもらいましょう。それを財布などに入れておくと何かと便利です。

整形外科の病気の場合、特に腰痛などは、はっきりとした診断が、すぐにはできないこともよくあります。そのため、整形外科医が患者さんに病名をはっきりと説明しないことも多いようですが、断定できない場合や、疑いのある病名でも、患者さんの立場としては、医師に説明を求め、知っておいた方がよいと思います。

たとえば、高齢の方の場合、レントゲンで腰椎に圧迫骨折がある時に、それが新しい骨折か古い骨折か必ずしもすぐにはわからないことが多いのですが、過去に腰椎の圧迫骨折になったことがあると聞けばとても参考になります。他の臓器の癌があることがわかれば、骨に転移がある可能性を念頭に置いてレントゲンをより詳しく見ることもできます。他科の病気、糖尿病や緑内障や胃潰瘍、肝臓・腎臓などの疾患を持っていることがわかれば、薬をより慎重に使うこともできます。

初めて医師に受診する時は、多少でも自分の病気についてまとめておく

病院やクリニックを受診する時は、ただでさえ病気で不安なのに、医師の前ではさらに緊張しがちになるものです。医師である私でも、知らない医師を受診する時は、多少なりとも緊張します。しかし、医師が最初に行う問診はとても大切な情報交換で、内容によってはこの問診だけで医師が病気の診断をある程度推測できるくらいです。病院やクリニックによっては看護師があらかじめ予診してくれる場合もありますが、いきなり医師の前で問診されても、なるべく簡潔に必要なことを漏れなく伝えられるようにしたいものです。それにより、時間の短縮はもちろん、診断と治療の精度がよくなる可能性が高くなります。

まず医師は主訴《しゅそ》という、受診した理由、原因をたずねます。たとえば整形外科なら、「腰が痛いです」「手がしびれます」「５分も歩くと立ち止まり、しばらく休むとまた歩けます」といったような訴えです。すでに別の病院に受診して病名がはっきりしている場合などは「転んで病院を受診し、手首に骨折があるといわれました」などと現在一番困って、その医師に診てもらいたい症状を伝えましょう。

次に現病歴といって、その症状が最初いつ頃から始まったのか、さらに現在までの簡単な病気の歴史を聞かれます。たとえば腰痛の場合、「昨日重い物を持った時に急に腰が痛くなりました。湿

布を貼ったら夜は少しましになったのですが、今朝起きたら動けないほど痛くなっていました」という説明や、「3年前から右の膝が痛くて近くの整形外科に通院し、昨年末にはよくなっていたのですが、1ヶ月前から徐々にまた痛くなり、今度は両方の膝が歩くと痛みます」などと説明します。

この時、最初の症状がおよそいつ頃から始まったかが、特に大切です。「2〜3日前から」、「約1ヶ月前から」「5〜6年前から」などと詳しくなくても、だいたいの時期を説明してください。「最近」とか「だいぶ前」などのあいまいな表現は禁物です。人によって、それらの期間に大きな幅があるので、できるだけ簡単でよいので「半年くらい前から」などと説明してください。さらに原因があるのかないのかも重要です。整形外科の場合、原因が特になく、数ヶ月以上前からの症状ならば、慢性疾患を考えます。もしケガなどの外傷後に症状が起こってきた場合は、全く違った診断になる可能性もあります。「重い物を持つ仕事」「長い時間立ち続ける仕事」などの情報も大切です。

さらに、既往歴《きおうれき》といって、自分の過去あるいは現在の重要な病気について説明しましょう。「5年前に階段から落ちて腰の骨を圧迫骨折し、A病院に1ヶ月ほど入院していたことがありますが、半年くらいで治りました」「糖尿病でインシュリンを注射しています。5年前からB内科で治療しています」というようにです。

その他、薬に対するアレルギーなどがあれば、必ず医師に伝えてください。事故を起こさないために、とても大切なことです。さらに他の医療機関でもらっている薬や検査データがあれば、それを看護師か医師に見せることも重要です。飲み合わせを防ぎ、余分な検査をしないで済むかもしれません。

実際の診察の時には、腰でも膝でもおよそどのあたりが一番痛いのか示せるように、あらかじめ自分で確認しておいてください。どのあたりが一番痛むかは診断にとってやはりとても大切な情報になります。

自分のために優秀な患者さんを目指してください。

ささえあい医療人権センターＣＯＭＬ（コムル）では、それらも含めて「医者にかかる10箇条」を提唱していますので、参考にしてください。

★医者にかかる10箇条

あなたが〝いのちの主人公・からだの責任者〟

①伝えたいことはメモして準備。
②対話の始まりはあいさつから。
③よりよい関係づくりはあなたにも責任が。
④自覚症状と病歴はあなたの伝える大切な情報。
⑤これからの見通しを聞きましょう。
⑥その後の変化も伝える努力を。
⑦大事なことはメモをとって確認。

⑧納得できないときは何度でも質問を。
⑨医療にも不確実なことや限界がある。
⑩治療方法を決めるのはあなたです。
（ささえあい医療人権センターCOMLのホームページ［http://www.coml.gr.jp/10kajyo/index.html］より転載）

だましだまし、ではなくて上手に付き合っていく

変形性関節症や変形性脊椎症の患者さんが「変形は治らないのですね。ではこの痛みは、だましだましするしかないのですね」といわれることがあります。たしかに老化現象である骨や関節の変形は、年齢とともにむしろ進むことはあっても若返って治ることはありません。しかし、「「変形」について」〈→97頁〉でも述べるように、変形そのものが悪いのではなく、痛みが必ずしも生じるわけでもないのです。

そのような加齢のからむ慢性的な痛みに対しては、温めたり、コルセットを利用したり、体操してほぐしたり、時には痛み止めを使用したりして仲よく付き合っていくことが大切なのです。糖尿病でインシュリンの自己注射をしている方も、腎不全で透析をされている方も同じだと思います。治らなくても上手に付き合っていく、そのように発想を転換してください。

医師は呪いをかける呪術師ではなく、呪いを解く陰陽師《おんみょうじ》

医師である以上、患者さんの病気を解明し治療するのは当然ですが、その時の説明によって、不用意に患者さんを不安に思わせたり、落ち込ませたりしないような配慮が大切です。「このまま放置すれば、いずれ歩けなくなります」「治りません」「仕事を休んでください」というような、きついいい方をすることもたしかにあります。

しかしその補足が大切です。「関節の変形が強く、痛みも薬では取れていないので、人工関節の手術をすれば、かなり痛みが取れてもっと歩きやすくなるでしょう」とか「変形は治らないし老化に伴ってむしろ進みますが、上手に付き合って痛みを少なくしましょう」、「仕事を休めない時は少しペースダウンして仕事をして、何とか治療していきましょう」と、医師はただでさえ不安な患者さんの気持ちを上手に元気づけるべきだと考えています。

世の中にはまだまだわからない病気もいっぱいありますし、医師の技量を上回る難しい病気もたくさんありますが、患者さんの病気の原因を徐々に解きほぐしていき、少しでも痛みが軽減し、日常生活や仕事に戻りやすいように手伝うのが、医師の役目だと考えています。

顔色をうかがう

普通ならば悪い意味ですが、病気に対しては全く違った意味になります。医師はまず、診察室に

入ってきた患者さんの全体の様子や顔色をうかがって、病状を判断します。初めての診察でも2回目以降の診察でも、患者さんの全体の様子や顔つきは、病気の状態を判断する大切な情報です。文字通り顔色が本当に悪い例として、黄疸《おうだん》で黄色い場合や貧血で青白い場合、熱があるために赤い場合などを診察します。また、元気そうかそうでないか、痛そうか、苦しそうかなども、顔つきである程度判断可能です。

最近では電子カルテやコンピューターによる検査などのオーダリングシステムが普及して、医師が患者さんの顔を見ずに、パソコンの画面ばかりを見る傾向があるようです。それならばコンピューターが問診を行い、検査をして、判断すればより正確かもしれません。これは医師側の問題でもありますが、患者さんの顔色や全身状態をよくよく観察する必要があります。

先輩A医師のクリニックであった話ですが、ある60歳くらいの女性の患者さんがそのクリニックに来院されました。特にケガをしていないのに強い胸部痛があります。レントゲン検査では肋骨が溶けているように見えて、悪性疾患の転移が疑われました。すぐに大きな病院に紹介しましたが、CT、MRI、骨シンチグラフィなど内科と整形外科の両方で詳しい検査をして、結果、骨粗鬆症による骨折との返事でした。

でもそのクリニックに来られるたびにその患者さんの全身状態が悪くなり、苦悶状の表情になり、衰弱していくのがそのA先生にも同席した看護師にもわかったそうです。そこで同じ大きな病院の別の内科の医師に悪性腫瘍の疑いでもう一度紹介し、結局骨髄の癌であることが判明しました。もともとその大きな病院には別の病気でその患者さんは通院されていましたが、内科の主治医は毎月その患者さんを診察しているにもかかわらず、衰弱ぶりに気がついていなかったのです。患者さんをよく診ていれば、何かおかしいことに気がつくはずです。「木を見て森を見ず」だと教えられました。

「痛み」というものについて

痛みは体の異常を知らせる意味で有益なサイン

痛みはとてもいやで怖いものですが、１００％悪いものでしょうか。痛みを感じない体になれば健康的に暮らせるかといえば、そうではありません。痛みは身体の異常を知らせるサインでもあるのです。全く原因のはっきりしない痛みもありますし、知覚神経が興奮して、原因もなくズキズキすることや、脳で感じてしまう痛みなどもありますが、たいていは、体のどこかの異常を知らせる警報です。

痛みは鈍いものから鋭い激痛までさまざまで、原因も多岐にわたっています。軽い痛みが原因もなく起こって一両日までの短時間で治ってしまう場合は様子を見ていてもよいかもしれませんが、何度も同じ痛みが再発する場合は、一度医師に診てもらってください。

最近では少なくなった梅毒という性病で脊髄神経に病変があると、痛みそのものを感じにくくなります。痛みを感じないから楽ではないかと思われる方もおられるかもしれませんが、痛みを感じないと、たとえば膝関節が長い間にガタガタに変形してしまい、シャルコー関節という、普通の変形性膝関節症よりはるかに関節が破壊された状態になってしまうのです。歩く時や階段の上り下りでも、普段から微妙な痛みを体が感じて、膝関節を傷めないように無意識に調整して生活しているのです。このように痛みは多すぎても有害ですが、危険を回避するセンサーの役目も果たしてくれています。

初めて膝関節痛を生じて外来に来院された患者さんに、病名を変形性膝関節症と説明すると、顔をしかめる人がいます。しかし私は、この痛みは膝関節自身が自分を大切に扱ってほしい、普段から頑張っているけれど少しだけ膝のことも大事に考えてね、と持ち主である患者さんにアピールしているのだとも説明します。肥満対策など、変形性関節症に対する注意点を知って生活するのとそうでないのでは、5年後、10年後の膝関節の状態に大きな違いが出るかもしれません。

痛みを上手に利用しましょう。

痛みと炎症について

少し難しい話ですが、とても大切な話です。医師でも少し混乱している方がおられます。

炎症というのは、①痛み（Doror ドロール：ラテン語）、②腫《は》れ（Tumor ツモール）、③発赤（Rugor ルゴール）、④発熱（Color カロール）の４つの要素を含む病気の状態をいいます。Tumor は英語の tumor（腫瘍）に、Rugor は英語の red（赤）に、Color は英語の calorie（カロリー、栄養や熱の単位）につながっています。

つまり炎症があるという場合は、痛みや腫れや赤みや熱感が体のどこかにあることになります。４つとも全部あるとは限りません。またその原因はさまざまです。扁桃腺炎や結膜炎なら細菌やウィルス感染が原因でしょうし、リウマチ性関節炎なら免疫の異常が原因です。五十肩（肩関節周囲炎）なら使いすぎが原因だったりします。

痛みは炎症という状態の一部になります。炎症以外で、たとえばケガなどでも痛みを生じることももちろんたくさんあるのですが、炎症という方がよりいろいろな病気を含んでいると考えてください。消炎鎮痛剤、いわゆる痛み止めの薬というのは字のごとく、炎症を消して、ひいてはそのひとつの症状である痛みも鎮めるわけです。

痛みや炎症の急性と慢性における違い

整形外科の病気では、急性と慢性の違いについてははっきりとした定義はありませんが、目安として、急性とは病気や痛みや炎症が初めて生じてから数日、あるいはせいぜい２～３週間以内の場合です。それに対して、２～３ヶ月以上続く場合を慢性と考えてください。

急性も慢性も、病気や痛みや炎症の原因はさまざまです。しかし一般的に、急性の場合は、消炎鎮痛剤（いわゆる痛み止め）の飲み薬や湿布、坐薬、注射などを用いれば、比較的早く治る可能性があります。急性で痛みが強い場合には、副作用に注意して消炎鎮痛剤を用いれば、炎症を鎮めると同時に痛みも軽減してくれます。ときどき患者さんから「痛み止めの薬は一時的なものでしょう?」といわれることがありますが、火事を炎症にたとえると、消火活動を早くして鎮火すればそれ以上は水をかける必要がなくなる道理です。早ければ早いほど被害は少なくなります。たとえば風邪も同じです。風邪薬も早く服用したほうが、早く治り体が楽です。【図4】

これに対して、慢性の場合は炎症だけでなく、老化現象、神経痛、筋肉などの疲労、変形性関節症、血行障害、骨粗鬆症、姿勢の問題、仕事、学業、運動不足、冷え、ストレス、心因性などいろいろな原因が複雑に絡みます。急性の場合と異なり、消炎鎮痛剤だけではなかなか痛みが軽減しませんし、薬を止めるとまた痛みが再発します。原因がわかりそれを治せる、あるいは避けられるのならよいのですが、必ずしも原因がはっきりしない場合や原因がわかっても避けられないこともしばしばです。仕事上どうしても同じ姿勢を強いられて重い物を持つ場合など、仕事を辞めるわけにはいかない以上、その仕事の中で何か工夫する、休みの日に散歩や体操をするなどの総合的な対策が必要です。【図5・図6】

基本的には、温める、適度な体操と運動をする、湿布や飲み薬などの消炎鎮痛剤を上手に使う、コルセットを活用する、病気を理解し仲よく付き合うことなどが大切です。主治医とよく相談して

●急性炎症の痛みと時間経過

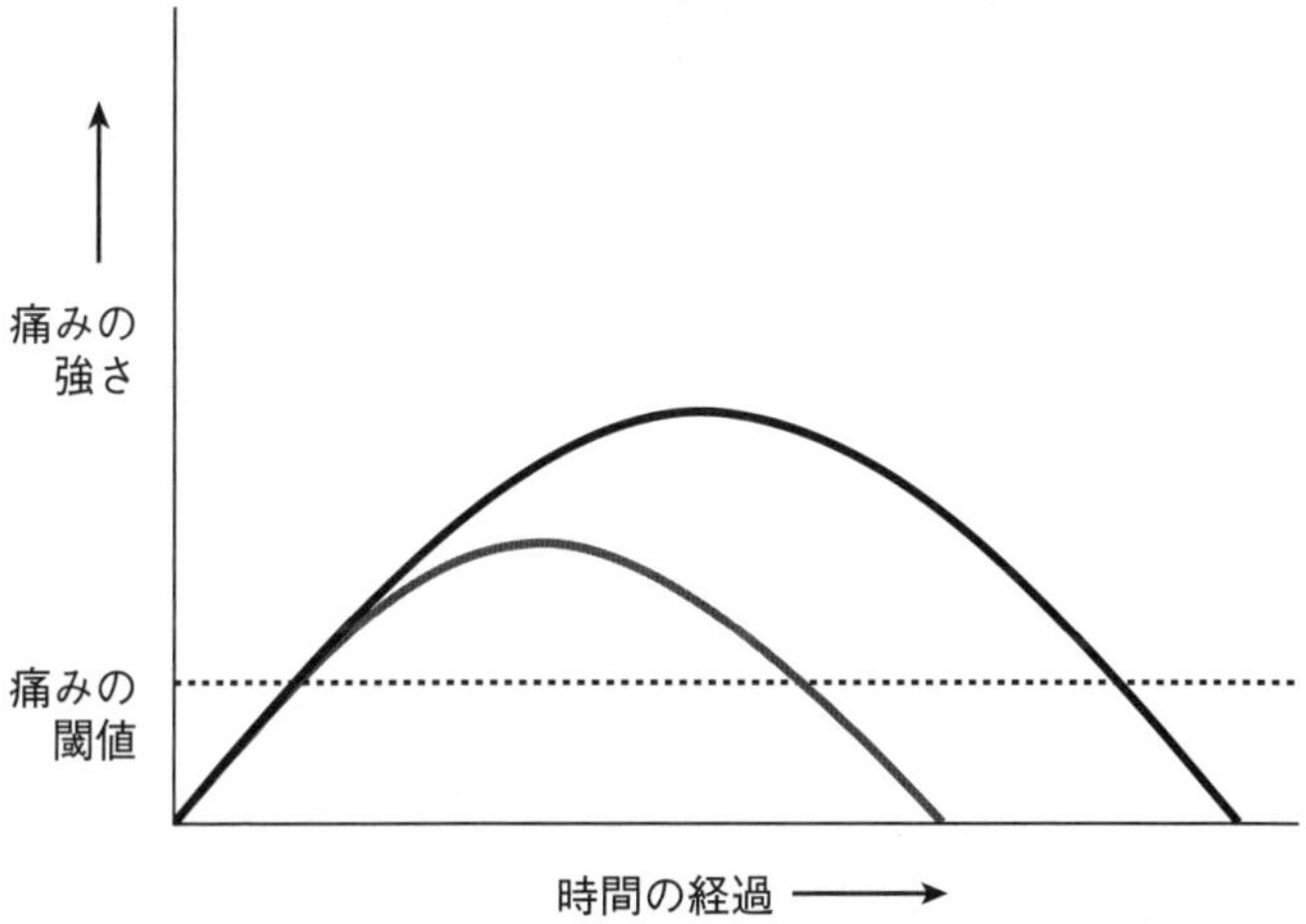

図4

自分に合った生活様式や治療法を探しましょう。

具体的に、どのように工夫すればよいのかは、後ほどいろいろなケースに合わせて、述べていきます。

痛みには閾《いき》値《ち》というものがある

閾値とは、あるレベルを超えると痛みなどの感覚を感じ、レベルを切ると感じないという「しきい」を意味します。広い意味ではたとえば、風邪の場合ウィルスが体内に入り込んで徐々に増えますが、最初のうちは何も感じません。ある時から、くしゃみをしたり寒気がしたりして初めて風邪を引いたかなと感じます。痛みも同じで、初めのうちのごく小さな痛みは感じません。痛みが徐々に大きくなり、そのある瞬間に初めて痛みを意識します。逆に痛みが治っていく場合でも同じです。痛みがあるレベルより小さくなると感じなくなり

●慢性疾患の痛みと時間経過

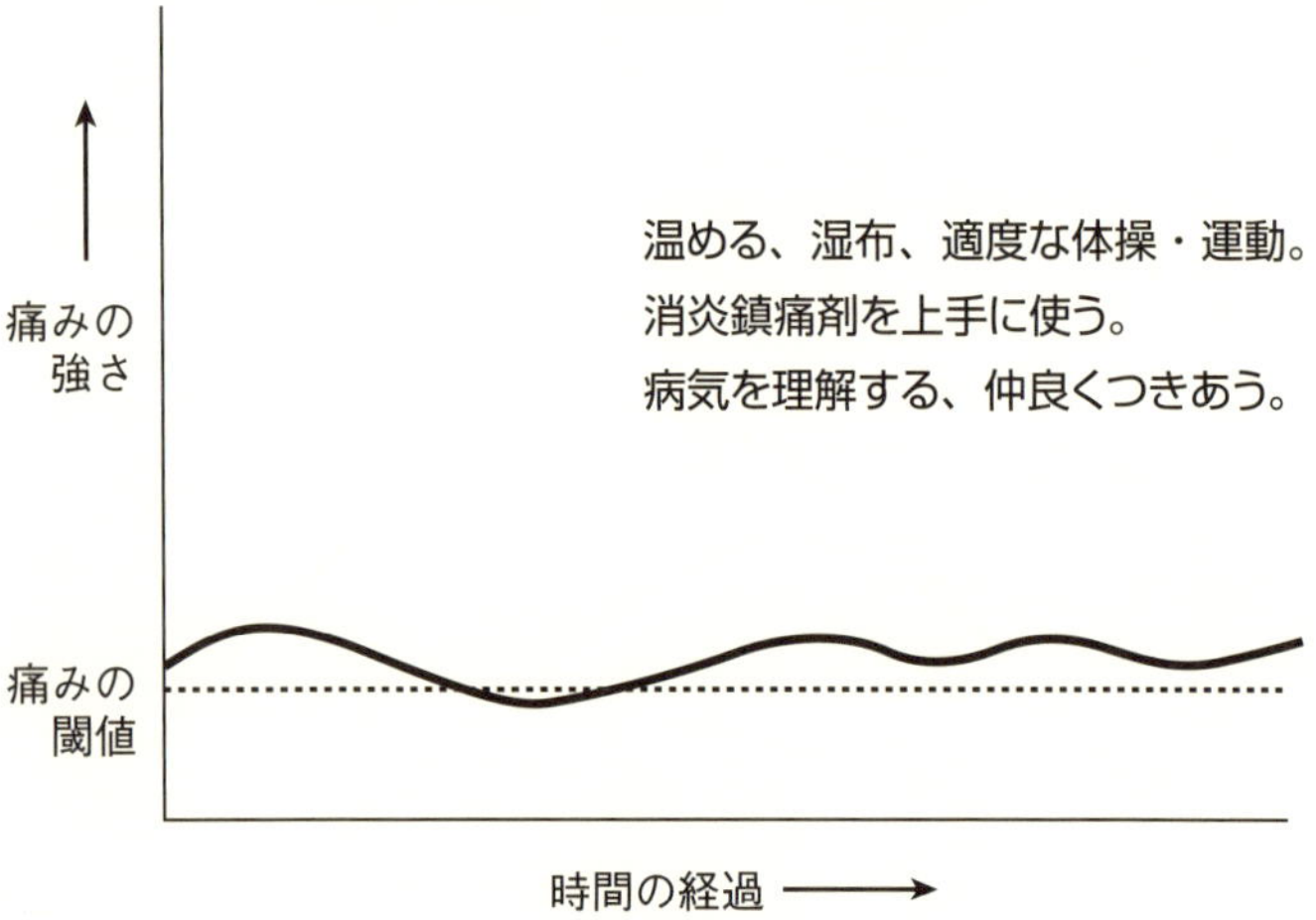

図5

●慢性疾患の急性憎悪

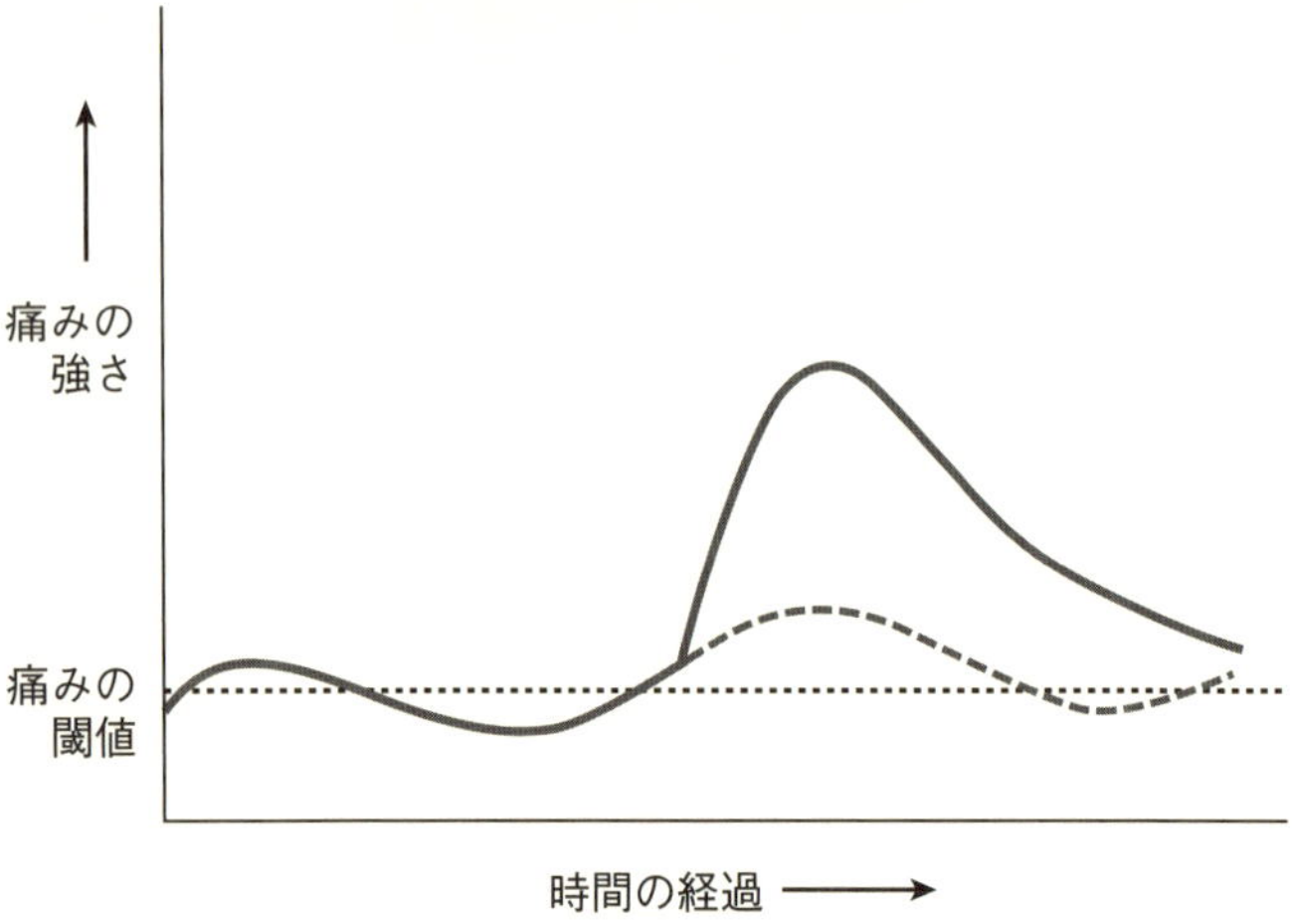

図6

ます。

鎮痛剤を服用してもなかなか痛みが取れないことがあります。でも痛みは徐々に軽くなっていて、ある時にようやく痛みが治まります。しかし痛みの原因はその瞬間にゼロになったわけではなく、徐々に消えていくのです。たとえば、船のタイタニック号が沈むシーンを横の船から見ていることを想像してください。真っ逆さまに沈んでいく巨船は徐々に船体が海に飲み込まれていきます。船尾が海面から消えた瞬間に海の上には船は見えなくなります。残された渦もいずれは消え、何事もなかったように水面は平静になります。でもしばらくの間タイタニック号は深い大西洋の海底へ向かってどんどん沈んでいるはずです。

鎮痛剤を服用してもなかなか痛みが軽くならない時、もう少し我慢すれば、痛みを感じなくなると希望を持つことも大切です。

神経痛は圧迫だけが原因なのか

圧迫などの原因がない内科的な神経痛もいろいろありますが、整形外科では主に神経が何らかの原因で圧迫されたり、擦《こす》れたり、引っ張られたりして、神経痛や神経麻痺が起こる症状を扱います。神経痛は痛みが主な症状ですが、その他にしびれる、冷たい、熱い、水が流れている感じがする、膜を隔てたようで分厚い、砂を踏んでいる感じがする、といったように、いろいろな症状の表現がありあます。痛みがさらに進行すると、運動麻痺が生じてきます。

ところが実際には、神経痛はヘルニアなどの圧迫だけでは必ずしもすぐには生じません。神経の圧迫や狭窄《きょうさく》はたしかに一番の原因ですが、神経は徐々に圧迫された時は案外丈夫にできているのです。ある程度までの圧迫ならば、症状は出ないことが多いのです。

しかし、ある限界を超えると、口内炎や靴ずれでひりひりするような感じの炎症が神経に生じます。風邪で喉《のど》が腫れている状態を想像してみてください。けれどもその炎症さえ鎮めることができれば、神経にはたとえ圧迫がまだ残っていても、以前と同じように元気になるのです。口内炎も治まれば歯が頬の内側に当たっても痛くありません。靴ずれも治まれば靴が当たっても痛くありません。神経も炎症が治まればまた元気になり痛みがなくなります。そしてその炎症を抑えるためには、消炎鎮痛剤などを適宜用います。

しかし、中高年以上になると、神経痛も単に炎症だけでなく、さらに神経の循環障害つまり血行障害がからんでくるため、消炎鎮痛剤が効きにくくなってきます。圧迫を手術で除くことができれば一番よいのですが、手術は最後の手段です。みのもんたさんが手術を受けた腰部脊柱管狭窄《ようぶせきちゅうかんきょうさく》症《しょう》は、脊椎の中を走る神経の通り道が狭くなり、炎症と同時に神経の栄養血管が狭窄され、神経の血液の流れが悪くなり、下肢の痛みやしびれや歩行障害が出てくる病気です。

治療については後ほど説明しますが、それぞれの原因を改善するように組み合わせて行います。

病気を治すのが先か、痛みを取るのが先か

これは医師側の話です。開業前に勤務していたいくつかの病院は、救命センターを兼ねていました。生命が脅かされているような重症の患者さんの場合、痛みのことは後回しになりますが、緊急を要しないような病気の場合、とりあえず患者さんの痛みと精神的苦痛を軽減する必要があると常々考えています。

もちろん、場合によってはすぐに痛みが治まらないこともありますし、痛みをすぐに抑えない方がよいこともあり得ます。そして病気の原因を調べるための検査に時間と手間がかかり、なかなか治療が始まらないこともままあります。しかし、現時点の痛みや苦しみを軽くすることも、大切な治療のひとつです。私もそうでしたが、若い医師の場合、あまり自ら病気やケガの経験をしていないために、患者さんの痛みを理解できず、痛み止めの薬などを出すのがおろそかになりがちです。副作用が起こっても自己責任で済むからかもしれませんが、医師は自分自身の痛みに対し、かなり強めの鎮痛剤を使う傾向があります。逆に、患者さんに強い鎮痛剤を処方して胃潰瘍などの副作用が生じると、責任問題に発展しかねないため、強い鎮痛剤は処方しにくいのです。状況に応じてですが、強い痛みの時は、何とか軽減するのも医師の大きな役目だと思っています。

極端な話ですが、死期を人為的に早める安楽死ではなくて、死に逝く人が、安らかに息をひきとれるようにする、すなわち終末期の痛みや苦しみをなるべく軽くすることも、医師の役目だと信じ

ています。末期癌の患者さんの緩和療法を行う医師だけでなく、すべての医師にこのことを考えてほしいと願っています。

私が開業前に勤務していた神戸市立医療センター中央市民病院では、いろいろな診療科にたくさんの癌や難病の患者さんが入院しておられました。医療レベルは国内でもかなり高い方だと思いましたが、残念ながらたとえば、癌末期の患者さんが痛みを訴えても、主治医が痛みに対してあまりにも関心が低いことが多いように感じました。

私は病院全体の医局長をしていた関係で、「疼痛お助けチーム」のようなものを創設しようと考えていました。各科の医師、看護師、薬剤師による混成チームを作り、もし病棟で患者さんがとても痛がるのに主治医が手をこまねいていたり無関心であったりする場合に、たとえば病棟看護師から直訴があれば、「疼痛お助けチーム」が患者さんを診察し相談し、主治医に指導するようなシステムです。各診療科の部長の立場を越権してでも必要と感じていました。しかし、その夢は実現できぬまま、自分の医院を開業することになりました。開業しての、唯一の心残りです。

痛みに対する感受性は、人それぞれによってずいぶん違う

同じように注射をしても、注射の痛みの感じ方は患者さんによってずいぶん違う印象を受けます。ほとんど痛みを感じない方から、毎回注射のたびに体をのけぞるほど痛がる方までさまざまです。皮膚などには痛みを感じる神経があらゆる所に分布しているのではなく、顕微鏡的な目でみれば分

布していない部位もあるので、同じ注射でも痛くない時も痛く感じる時もあり得ます。それにしても、痛みにとても敏感な、別のいい方をすれば弱い方がおられ、人間さまざまだと感じています。私は痛みそのものに対する感受性は普通だと思っていますが、痛みに対する恐怖は人一倍強い方です。以前に親知らずを勤務先の病院の歯科で抜歯してもらった際、歯ぐきに麻酔薬を注射されるのを怖がったため、歯科医が麻酔注射の痛みを和らげる噴霧式の表面麻酔をかけてくれましたが、顔見知りの歯科のスタッフ達に笑われました。

痛いところを強く揉《も》んだり指圧しすぎたりしないように

筋肉がこった部分を、軽くマッサージなどで揉みほぐすのは気持ちのよいものです。筋肉の血行もよくなり、上手にすれば効果的です。しかし、筋肉や皮膚の炎症が強い時には、強いマッサージや指圧はかえって炎症を強くしてしまいます。たとえば、結膜炎や口内炎を揉むことや指圧することは考えられないと思います。筋肉が炎症を起こしている時も、やさしく愛護的に扱ってあげるべきです。ケガをした部位のマッサージも、急性期はよくありません。たとえば、焼く前のステーキ用の肉を指で強く押せば、肉の線維がつぶれると想像していただければ理解してもらえるかもしれません。ただし筋肉は動かして使う器官なので、徐々に動かしていくリハビリは必要です。

「スポーツ」や「運動」について

運動と年齢について

若い時にスポーツをして基礎体力を作り、筋肉や骨を強くして、心肺機能を高めることはとても大切なことです。若い人は大いにスポーツをするべきだといえます。

近年、中高年の方にスポーツが流行《はや》っています。テニスやゴルフはもちろん、卓球やバドミントン、登山などさまざまな運動やスポーツをされている方がいらっしゃいます。中にはフィットネスクラブで汗を流す人もおられます。メタボリックシンドロームを予防するためにも、適度な運動が勧められています。スポーツが若い人のものとイメージされていた以前と比べて、これはとても素晴らしいことだと思います。しかし、ときどき運動やスポーツをやりすぎる人もおられます。たしかに運動不足はよくないのですが、スポーツのしすぎもまたよくないことがあります。年齢とともに、体力が落ちて、体の器官が柔軟性を失ってくるのは誰も逃れられないことです。アンチエイジングが大流行ですが、老化は生きとし生けるものの宿命ともいえるでしょう。ただ、低空飛行で体力などが落ちていくのではなく、その年齢に応じてあるいは年齢よりは若い状態で低下していく、それが理想だと思うのです。

10年後の自分が仮に目の前にいるとして、一緒に並んでランニングをスタートするならば、隣の

10歳年上の自分には、スピードも持久力も負けないと思うはずです。同じように10年前の自分に負けまいとしないようにしましょう。少しずつソフトランディングを目指しましょう。

「過ぎたるは及ばざるがごとし」とはよくいったものです。健康で楽しい運動やスポーツを心がけるようにしましょう。

0%か100%ではなく、その間を

病気やケガが治っていく途中で、患者さんから「安静にしておくべきなのですか、あるいは何をしてもよいのですか?」と二者択一を迫られることがあります。病気やケガの種類や程度によりますが、ある程度安静にした後に徐々に運動量を増やしていくのが安全で効果的です。リハビリとしての運動やストレッチも徐々にメニューアップしていきます。スポーツも最初から以前と同じような運動量ではなく、ゆっくりと慣らして増やしていきます。0か100ではなくてその間で少しずつ増やすように自分で調整してほしいと思います。

ただし、仕事となると、なかなかそうはいきません。以前大きな病院に勤務をしていた時に、交通災害や労働災害でいろいろな患者さんの手術をしました。いよいよ患者さんが仕事に復帰する時に、通常ならば1日8時間労働のところを、たとえば4時間労働から始められればよいと思いますが、会社の方からは、働くならば周りの人の迷惑にならないように、復帰直後から8時間100%働くようにといわれることがほとんどです。たしかに経営者の立場からは、職場復帰するなら中途半端では困ると思います。医院を経営する立場になった今は、私も経営者の気持ちもよくわかります。仕事も回復の上昇に合わせて少しずつ増やすことができれば理想的なのですが、なかなか難しいかもしれません。自分で何とか調整して仕事に上手に復帰していただければと願っています。

激しすぎる運動は、活性化酸素を量産し老化を早める

世界的に、健康のための運動としてはウォーキングが一番勧められています。安全で有効だからです。中高年になってからあまり激しい運動やスポーツをすると、酸素を吸いすぎることになります。生物は酸素を必要とします。酸素を利用して生物エネルギーを産生して生きています。酸素はもちろん必須で大切なものです。

しかし、酸素は同時に生物にとって毒にもなり得るのです。地球上の大気に酸素が占める割合は約20％ですが、高濃度の酸素の中では生物は生きられません。コラムその1〔↓60頁〕でも説明しましたが、酸素から発生する活性酸素、いわゆるフリーラジカルといわれる分子は老化を早めるともいわれています。有酸素運動は健康のために大切ですが、酸素を吸いすぎると老化も同時に早くなってしまいます。何でもほどほどが一番です。

する前にウォーミングアップ、した後にクーリングダウンを

運動やスポーツの前に、ほとんどの方が柔軟体操をされていると思います。プロ野球選手は、試

合前に2時間ほど準備体操やウォーミングアップをすると聞きます。有名なイチロー選手はもっと長く柔軟体操をするそうです。スポーツでケガをしないためには、いうまでもなく準備体操が大切です。いきなり運動をすると関節や筋肉を傷めかねません。それと同時に、運動の後ですぐに休んでしまうのもよくありません。昔から日本でも、特に激しい運動の後などには整理体操をしていたように、疲れた筋肉などをゆっくりほぐし血行をよくするような軽い体操、クーリングダウンが大切です。車の場合も、始動していきなりアクセルをふかすとエンジンを傷めることになり、逆に、高速をぶっ飛ばした後でいきなりストップするのも、熱いエンジンをいきなり冷やすことになりエンジンを傷めかねません。高速をぶっ飛ばした後は、しばしゆっくり走り、エンジンを徐々に冷やしていく必要があります。関節や筋肉も同じことです。

なるべくケガをしないように

若い時にスポーツなどでケガをすることはよくあります。しかしケガもほどほどでありたいものです。ケガでもほぼ完全に治る場合とそうでない場合があります。関節の骨折によって関節の軟骨が傷むと、たとえ手術をしても完全には治らないことがあります。関節面に微妙な段差ができたり、関節がはげ落ちたりすれば、変形性関節症が普通より早く起こる可能性が出てきます。靭帯《じんたい》損傷でも重度の場合は、手術で再建してもやはり元々の靭帯の機能には及ばず、将来にわたって多少の機能低下が生じることがあります。ケガをしないようにと思うのは誰もが同じで、それでもケガは起こり得るものですが、不用意な動きでケガを起こさない注意は必要です。たとえば、ちょっとした段差をゆっくり降りずに飛び降りるとか、信号の変わり目にダッシュするといった行為は危険かもしれません。

それでもケガをしてしまった場合は、どのような治療が必要で、どのような注意が必要か、一度専門医を受診してください。

転ばないことの大切さ

転ぶと体のどこかが壊れる可能性があります。重さが50キログラムほどの瀬戸物でできた等身大の人形を倒せば、どこかが欠ける可能性が高いはずです。場合によっては手足が折れるかもしれません。

なるべく転ばないように。そのためには普段から歩く習慣をつけましょう。目の悪い方は目の治療や眼鏡の調整が必要になってきます。高齢の方ならば、杖やシルバーカーを恥ずかしがらずに適宜使うこともとても大切なことです。

年齢とともに、筋力や運動神経が落ちてきます。目も徐々に弱ってきます。それだけ転倒もしやすくなるので、十分に注意しましょう。

運動やスポーツをした後は必ず休息を

運動を毎日し続けると、筋肉などが疲労を起こします。筋肉の疲労の回復には年齢や条件にもよるでしょうが、多少の日数がかかります。プロ野球の投手が中3日とか4日とか登板の間に休息をもうけているのも同じことです。連続して肉体を使いすぎると元に戻りにくくなります。適当な休息をはさむことで回復し、同じ運動を続けることができるのです。

1日の運動の程度、強さにも同じことがいえます。あまり一度に頑張りすぎると、いくら休息しても元に戻りにくくなります。限度を超えないことが大切です。バネをほどほどに伸ばしたり縮めたりする場合は、何度でも繰り返すことができますが、一度伸ばしすぎるともう元には戻りません。

北京オリンピック女子マラソンで優勝候補だった日本の選手が、練習のし過ぎで本番のレースを棄権したことがありました。優秀なコーチ、医師団がついていたと思いますが、それでもやり過ぎると、数ヶ月あるいはそれ以上かけても、元に戻りにくくなることがあるのです。

運動やスポーツ不足ではなくて、体操不足

微妙な言葉の問題かもしれませんが、たとえば、患者さんに「腰をほぐす体操をしましょう」とか、「膝の上にある大腿四頭筋《だいたいしとうきん》を鍛える体操をしましょう」と説明すると、「では運動をすればよいのですね」といわれることがあります。この場合の運動がリハビリ的な体操であればよいのですが、

何となくスポーツのような運動をイメージされている方がよくおられます。

スポーツのような運動は適度であれば健康にはよいのですが、治療における運動療法や体操とは少し意味が異なります。スポーツはあくまで自分が楽しむために行うものです。治療における運動療法や体操は、むしろ退屈で面白くない場合もあります。でも治療には大切なのです。病気やケガを治すためのポジティブなものなのです。ぜひ、体操をしてください。

じっとしすぎず、なるべくエンジンをアイドリング状態に保つ

たとえば、車を1ヶ月間全く走らせないと、エンジンやギアなどがさびついてしまいます。次に動かそうとすると、なかなか調子が戻らないかもしれません。寒い冬の朝、冷え切ったエンジンにいきなりアクセルを踏み込むとエンジンを傷めてしまいます。油がシリンダーやギアになじんで、温まってからならば、エンジンも気持ちよく回ります。関節や筋肉も同じです。じっとしていると固まってしまいます。寝てばかりいるのはもちろんよくないことですが、じっと座ってテレビばかり見ているのも全身の関節や筋肉が固くなる原因になります。ときどき、トイレに立ったり、自分でお茶をいれたりして、少しでも動くようにしましょう。

何時間も同じ姿勢で座っていることの多い仕事に就いている方も、何か工夫すればよいと思います。1時間に1回は背伸びなどの体操をする、人にお茶をくんでもらうのではなく自分でお茶をいれに行く、定期的にトイレに行くなど、少しでも姿勢を変えること、気分を変えることを心がけて

ください。車やバス、電車などに、長い時間同じ姿勢で座っているのもあまりよくありません。同じ姿勢、同じ動作を長く続けると、筋肉や関節が固くなり、疲労が限度を超えてしまいます。車やバスならトイレ休憩を利用して一度降りて背伸びなどの体操をすると決めておけばよいかもしれません。以前の新幹線は食堂車や売店がありましたが、今はワゴンサービスがあるので、東京から大阪くらいなら一度も席を立たないで済むかもしれません。その場合でも、貴重品には気をつけつつ、トイレなりデッキなり缶ジュースを買いに行くなり、少し動く工夫をしてください。

なぜあくびをするのかわかっていませんが、ある意味では肺も含めて全身のストレッチなのかもしれないと私は考えています。両手を頭の上で組んで大きく背伸びすることを背伸び体操、あくび体操と説明しています。転ぶ危険を少なくするためには、座って行うのが安全です。

プールで泳ぐことはよいこと？

股関節や膝関節の悪い方が、関節に負担をかけないようにプールで歩いて筋力をつけることはとてもよいことです。麻痺のある患者さんが、ぬるめのお湯の中でリハビリすることもとても有効です。しかし、水泳は足の筋力よりも上肢の筋力をより多く使います。心肺機能を強くするために泳ぐことはよいとしても、人間は歩く動物なので、一番推奨される運動は、やはり地上を歩くことです。もちろん好きで泳ぐのはかまいませんが、わざわざ健康のため、中高年以降に泳ぎを始める必要はないと思われます。

また、プールに浸かりすぎて体を冷やさないようにしましょう。水中歩行する方は、泳ぐ場合ほどには運動で体が温まらないので、20〜30分ごとにプールから上がって、ジャグジーやシャワーで体を温めてから再びプールにはいるようにしてください。

コラムその2 老々介護の厳しい現実

増え続ける老々介護家庭

日本では急速に高齢化が進み大きな問題になっています。私のクリニックにも90歳以上の患者さんが何十人もおられます。何らかの施設に入所されている場合もあれば、ご家族と一緒に住んでいる場合もあります。「健康寿命について」〔→52頁〕で説明したように、自立していればよいのですが、寝たきりに近い状態や認知症があり、家族が介護されている場合は大変です。70歳前後の方が90歳以上の父親あるいは母親、時にはその両方を介護されている場合や、80歳以上の高齢の夫婦が相手を介護しているといった、いわゆる老々介護であることがしばしばです。そして前者の場合、介護しているのは娘さんであり、彼女たちがほとんど鬱《うつ》に近い精神状態であるように見受けられます。

私が医師になった30年前くらいには、病院で死ぬより家の畳の上で家族に見守られて死にたい、というようなムードが先進的であると思われていました。たしかに自分の家で家族に見守られて介護され死んでいくのが自分にとっては幸せですが、家族にとっては必ずしもそうでない場合があると思います。

気力も体力も限界

たくさんの老々介護を目の当たりにして思うのは、家で介護することの厳しさです。以前、老人病院とも呼ばれた民間の中小病院がたくさんあり、死ぬまでその病院で過ごす時代がありました。私も研修医の頃にそのような病院で当直をして、老衰で死んでいく患者さんの死亡確認と死亡診断書を書いたことが何度もありました。当時は先ほど述べたように、家で死ぬ方が幸せだという雰囲気が濃厚でした。そして、病院が患者さんを長らく入院させて儲けているという構図もありました。

今ではそのような中小病院の多くは姿を消し、一部の高額のケア付き施設や癌の終末医療のホスピスを除けば、介護保険制度を利用して、家で介護を受け終末を迎える状況になりつつあります。私が医師になった頃に盛んにいわれた、家で家族に見守られて終末を迎えるという理想に、たしかに近づいたように思います。でも本当にそれで家族も、ひいては死んでいく親も幸せなのでしょうか。いつまで介護しなければならないかわからない、何年頑張る必要があるのかわからない状況は、いくら敬愛する親の介護でも、息子や娘の体力と気力が日々削られていくように見えます。私の外来でも、数ヶ月に一度、高齢の親を連れて診察に来る家族のほとんどが、肉体的にも精神的にも疲れているように見受けられます。

公的施設の整備を

そのような親子を見るにつけあることを考えます。それぞれの都市や町の郊外には公有の遊休地がきっとあるはずです。そこに行政が大きな施設を作り、中に公的な介護ホーム、病院、駐車場、ショッピングセンター、遊園地、ゴルフ練習場、美容院、映画館などを作ります。町からは大きな道路を引き、バスや車や電車での交通を至便にします。家族が自分で親を介護する意志があれば家で過ごせばよいのですが、そうでない場合は、高齢になれば自らその施設にはいることを自覚することも大切です。子供や孫のためにとあらかじめ納得しておく必要があります。他人に下の世話をしてほしくないと考えることにより、大切で愛する家族を犠牲にしているのかもしれません。親だからこそ下の世話もできるかもしれませんが、仕事で給料をもらっているからこそ下の世話ができるともいえます。じつの親の世話はできても、義理の親の世話をすることにかなりのストレスがあるケースも多いように、私には見受けられます。

普段は公的な施設でリーズナブルな費用で介護を受け、病気になれば隣の病院で診てもらえ、1週間に一度家族が皆で遊びに来てくれる。交代で娘は買い物もでき、息子はゴルフの練習もでき、孫は遊園地で遊びもできる。老々介護で疲れている多くの70歳前後の娘さんが「週に1日ならどれほど親に尽くせるか。毎日はとても大変」といいます。週に一度家族と会う方がお互いに幸せだ、と考えた方がよいのではないでしょうか。

こうすれば、道路や施設を作るために土建業が経済的に潤います。施設内での雇用も増えます。なにより親の介護から解放され、余裕のできた中年の方々に活気が生じて、自分の人生を取り戻すことができ、買い物などをして経済活動も活発になると思います。

現在の日本のひとつの大問題は、親の介護負担と自分の老後の心配だと思います。この２つを国や市町村が一体となって道筋を開けることで、日本の未来に対する元気と安心と希望が湧き上がるのではないかと、老々介護を目の当たりにして、自分の将来も含めつつ考え込んでしまうこの頃です。

第3章

整形外科についての基礎知識

そもそも「整形外科」って何？

整形外科は、どのような病気を治療するのか

整形外科と聞いて、瞼《まぶた》を二重にしたり顔のしわを取ったりする美容外科あるいは美容整形を思い浮かべる方が多いかもしれません。事実、テレビや新聞の報道でも美容整形と整形外科を混同しているケースがよくあります。

しかし、整形外科とは、美容外科とは異なる外科の一部門であり、骨や関節や筋肉や神経などを扱う科のことをいいます。たとえば、首の痛みや肩こり、手足のしびれ、腰痛や膝関節痛などもそうです。それらの病気以外の手足、首、背中、腰のケガや骨折や脱臼、捻挫なども扱います。

美容整形外科と紛らわしいので「整形外科」という呼び方を「骨・関節科」とか「運動器科」という名前に変更した方がわかりやすいとの意見もあります。

いずれにしても、首や背中や腰やお尻、手足の痛み、しびれ、変形やケガを扱うのが整形外科です。外科という名称を用いているため、手術をするイメージが強いと思いますが、病院では手術をするものの、一般開業医では、たいていの場合内科的、保存的な治療を行います。

語源は「子供の体をまっすぐにする」という意味

整形外科のことを英語では「オルソペディックス」、ドイツ語では「オルトペディ」といいます。オルソ、オルトはもともとギリシア語で「矯正する、まっすぐにする」という意味があります。ペディックスやペディもギリシア語の「子供」という言葉に由来します。つまり子供の体をまっすぐにする、曲がった骨や脊椎の側弯《そくわん》を矯正するという意味です。昔のヨーロッパでは日照時間が短いためのくる病や結核性脊椎炎、いわゆる子供の体の変形が多かったためでしょう。「整形外科」はその日本語訳です。しかしその後、整形外科は子供の矯正だけでなく、大人も含めて骨や関節や神経などいろいろな病気を扱うようになってきました。

変形だけでなく、ケガや慢性の腰痛や関節痛や神経痛など、扱う範囲がどんどん広がっています。

「変形」について

骨や関節の「変形」は、悪いものなのか

皆さんは病院で骨や関節のレントゲン検査を受けて、医師から「変形している」といわれたことがありませんか。

たしかに、骨が変形して神経を圧迫する場合や、関節軟骨や骨が変形して関節痛を起こすことは

あります。しかし、必ずしも変形そのものは悪いものではないのです。普通の変形は老化や加齢現象によるものです。歯がすり減るのも髪の毛が白くなるのも同じことです。痛みやしびれなどがある時はそれぞれの症状に対して何か対策を考えますが、変形だけなら治療する必要はありません。鏡を見て、白髪や顔のしわが増えて年齢を感じるのは、仕方がないともいえます。骨や関節の変形も同じようなものなのです。

変形のひとつの形として、骨棘《こつきょく》と呼ばれる骨のトゲがあります。これは関節などが動きすぎる時に反応として骨の一部が飛び出してくるのですが、テレビなどで恐ろしいものとして紹介されることがあるようです。たしかに骨棘が神経や靱帯《じんたい》などを圧迫する時は問題になりますが、そうでなければ全く問題ありません。

レントゲンを見た時に、腰椎でよく見られる骨棘は、動きすぎる部分をつっかえ棒のように固定して、むしろ腰椎を保護してくれているように思うことがよくあります。膝関節も年齢的に徐々に骨棘的な骨の変形が関節面の横に広がっていきます。年齢とともに多くの人で膝関節が太くなりますが、これは人間以外の動物が4本以上の脚で体重を分散して支えているのに、人間だけたった2つの膝関節に全体重がかかることにより軟骨がすり減りやすくなるのを、関節の面積を増やして圧力を下げている、体の防御反応にも見えます。人間の寿命が近年飛躍的に長く伸びたことに対して、膝の耐久年数が持たなくなることもひとつの原因です。生物の進化には悠久の時間が必要ですが、もしも人類が今後10万年以上存続していれば、ひょっとしたら人間の膝関節は子供の時からもっと太くなっているかもしれないと想像をめぐらせています。

変形性関節症とは

関節の軟骨や骨が、加齢とともに変性したり変形したり、すり減ってきて痛みや機能障害をきたす病気です。特に原因のない場合と過去に骨折や捻挫、感染などの原因がある場合とがあります。全身のどこの関節でも起こりますが、体重のかかりやすい股関節や膝関節に多く生じます。指の第一関節の変形と痛みを生じる、へベルデン結節も変形性関節症です。男性より女性の方がなりやすく、骨粗鬆症のためだとか、関節が細いためだとかいろいろな説があっても、なぜ女性に多いのかはわかっていません。

歯がすり減ったり抜けたりするのも、目が老眼になってくるのも、耳が遠くなるのも同じ現象と考えてください。たしかにすり減った軟骨や変形した関節は元に戻ることはありませんが、歯の治療をし、メガネで視力を矯正するように、変形性関節症も、症状に合わせて上手に使い、適切な治療をすれば大きな問題なく一生を過ごせることが多いのです。歯を毎日磨き、歯科でときどき歯垢を除去してもらい、詰め物やセラミックで補修してもらうように、変形性関節症も日々のメンテナンスが重要です。詳しくは後で述べることを参考にしてください。

下肢の関節であれば、肥満の人は体重を減らす事が一番大事です。減らすのが難しければ、それ以上増やさないように心がけましょう。体重が２キロ減れば、２リットルのペットボトル１本分の重さが、体全体から減ります。逆にいえば、2リットルのペットボトルを一日中背負って生活する大変さを想像すればわかりやすいと思います。関節は滑らかに動く素晴らしい器官ですが、さすがに使いすぎたり負荷をかけすぎたりすると摩耗してきます。上手に一生使えるように工夫すればよいのです。でも、あまりにも変形が高度で、消炎鎮痛剤やリハビリや装具などでも痛みが我慢できない時は、手術を選択した方がよいこともあります。主治医の先生とよく相談してください。

変形は治らないけれども、痛みは減らせることを覚えておいてください。

背中が曲がるのは、体の防御反応？

私の大好きだった祖父は生前、背中が90度に曲がっていました。最近ではそれほどひどく曲がっている人を見かけることが少なくなりましたが、これは骨粗鬆症の啓蒙と治療が広まり、予防が進んだためと思われます。

年齢とともに人間の背中は曲がってくる傾向にあります。むしろ反対に反《そ》ってくることはありません。これは骨粗鬆症などが基礎にあって、脊椎の圧迫骨折が一カ所ないし数カ所に生じ、背中が前へ曲がり、椎間板の前方部分が経年的に縮んでくるために生じてきます。

脊椎の中心には脊柱管という空間が頸椎から胸椎、腰椎、仙椎まで上下に通じています。この中に脊髄神経が周りの骨に守られて通っています。そして手に行く神経や肋間神経、大腿神経、坐骨神経などの枝を出します。加齢とともに、脊柱管を囲む椎体の骨や靱帯、椎間板などが変形、肥厚して脊柱管が徐々に狭くなってきます。脊柱管や神経の枝の出口は脊柱を前方へ曲げた（前屈）ほうが広くなります。反対に反ると狭くなります。このため、ある意味では背中が曲がるという現象は老化現象に対する合目的な体の防御反応といえるかもしれません。同時に地面に近い方が転倒した時にダメージが少なくなるともいえます。

しかし、あまり背中が曲がると、上半身を後ろから支える脊柱起立筋《せきちゅうきりつきん》が疲労しやすくなります。また、肺や胃などを圧迫して肺活量が低下し、逆流性食道炎を生じたりします。その場合はすぐに息切れする、食事をすると胸焼けがする、胃がつっかえるなどの症状が出ます。そして何より、最近では見た目が悪くなることを気にする方も増えてきました。

多少なりとも背中が曲がってくるのは仕方がないとしても、少しでも予防するためには、毎日軽く背筋を伸ばす体操を心がけてください。背中を丸めている方が楽でも背筋をときどき伸ばすことが大切です。たまに、床まで手が届くことを自慢される高齢者の方がおられますが、骨粗鬆症がある時にあまり前屈を強くするとむしろ圧迫骨折を生じることがあります。また、もともと背中が少し曲がっていれば、若い人より前屈しやすいのは当たり前かもしれません。前屈できることを自慢せず、後ろへ反らせられることを自慢したほうがよいと思います。そして、骨粗鬆症があればその治療をします。詳しいことは「骨粗鬆症」（→186頁）を参照してください。

「骨」と「軟骨」について

骨は生きている

骨と聞けば、硬い石のようなイメージを持つ方が多いと思います。恐竜の化石をみれば、いかにも硬くて重たい石のイメージを骨に対して感じるのは無理のないことです。たしかに動物や人間の骨もアパタイトといわれる、主にカルシウムとリン酸が結合した硬い組織です。

しかし、骨には神経も血管も走っています。骨細胞や骨を作る骨芽細胞や、骨を溶かす破骨細胞などが骨の中で生きて活動しているのです。骨の中心部には骨髄といわれる柔らかい組織があり、ここでは血液の元になる細胞なども産生されています。さらに骨は、体のカルシウムやリンの濃度を一定に保つため、ホルモンなどの影響を受けながら、骨芽細胞や破骨細胞などの作用により、カルシウムやリンを血中に放出したり吸収したりと、ダイナミックに活動しています。

このように、動物の骨も他の組織同様、きちんと栄養を摂り代謝し生きているのです。大きな病院に私が勤務していた頃、骨折の手術もたくさんしました。金属の器具で骨折を固定して満足しながらも、いつも私は「我々が骨折を治すのではない。骨が自分で修復して癒合し治っていくのだ」と自戒していました。死んだ骨にいくら上手に手術をしても、決して骨折は癒合しません。生きた骨だからこそ骨芽細胞が新しく骨を作り、折れた骨をつなぎ、破骨細胞が不必要な骨を溶かし、きれいな元の骨に戻してくれるのです。我々整形外科医は、その骨癒合《こつゆごう》が少しでもうまく行くように、最善の方法で環境を作ってあげるだけなのです。

骨折に限らず、変形・老化・骨粗鬆症の問題なども含めて、医師も患者さんも、今一度、骨は生きていることを忘れずに付き合っていくべきだと思います。

骨のしなやかさを保つように

コンクリートは硬いのですが、その反面、もろさがあります。そのためビル建設などでは、硬いコンクリートの内部に鉄の棒を入れてしなやかさを持たせる、鉄筋コンクリート造が主流です。地震で強い揺れがあってもビルが崩れないのは、この硬さとしなやかさを兼ね備えているためです。

それと同じように、骨という組織も、しなやかなコラーゲンという細長いタンパク質の繊維が硬いアパタイトというリン酸カルシウムの中に張りめぐらされた構造になっています。実際には、先にコラーゲン繊維ができ、その上にアパタイトが沈着して骨が形成されていきます。

ちなみに健康食品や化粧品の宣伝でコラーゲンという言葉をよく聞かれると思います。少し難しい話ですが、コラーゲンというのはタンパク質の一種で細長いものや網目状のものなど30種類以上あり、骨や軟骨、皮膚や目といったいろいろな体中の組織に存在して、弾力性としなやかさをもたらしてくれています。ところで、子供の骨と大人の骨では柔軟性が異なります。骨の老化現象の一部でしょうが、年齢とともに柔軟性が少なくなりもろくなります。骨粗鬆症の治療は主にカルシウムを減らさず、増やす治療で骨を硬くするのが目的ですが、同時に骨のしなやかさを保つために、つまりコラーゲンのしなやかさ保つためにも適度な体操が必要だと考えています。

ただし、コラーゲンは巨大な蛋白分子なので、食物として摂取してもはるかに小さな分子であるアミノ酸に分解してからでないと腸から吸収できません。血液によって骨や皮膚にアミノ酸が運ばれて、そこでコラーゲンに合成されてできるのです。

私は大学院時代に人工材料を研究していたため、人体の骨と人工骨の弾性率などに関しても勉強していました。人工骨は硬さなら骨より強く作れるのですが、骨の弾性を再現するのがとても難しいのです。やはり本物の骨に優るものはありません。

関節を動かすことで、血管のない軟骨に酸素や栄養が行き渡る

軟骨という、関節に特有の組織があります。骨折の治癒の途中でも「仮骨」という軟骨ができてくるのですが、関節の軟骨とは少し種類が異なります。関節の向かい合う面には骨の表面に硝子軟《しょうしなん》骨《こつ》というクッションの役目をする軟骨があります。軟骨といっても柔らかい骨ではありません。骨とは全く異なる組織です。

関節軟骨の摩擦係数は、アイススケート靴の刃と氷の間の摩擦係数のさらに50分の1倍ほど小さくてよく滑るそうです。なぜ、それほど軟骨同士の摩擦が少ないのかは、まだ完全にはわかっていません。少しだけ存在する関節液もこの滑りのよさに関与していることはわかっています。このよ

うに滑りがよいだけでなく、軟骨はさらに柔らかいクッションの役目を果たします。歩く時、走る時、階段を下りる時に、体重が下肢にかかります。その体重を優しく受け止めるのが軟骨なのです。

体の各組織のほとんどには血管が走っていて、酸素や栄養物質を供給しています。しかし軟骨は酸素や血管を嫌う性質を持っています。それゆえ軟骨の中には血管がないのです。ではどうやって、軟骨は酸素や栄養物質を得ているのでしょうか。それは関節を包むカプセル（関節包）の内面に張り付いている滑膜組織から関節液に酸素や栄養物質がしみ出し、さらに関節が動くことにより、ポンプのような働きで、関節液から関節軟骨に酸素や栄養物質がしみ込んでいくのです。だから、関節をギプスなどで長期間固定するとポンプ作用ができなくなり、関節軟骨が萎縮してきます。関節にとっては、適度な運動がとても大切なのです。

さらに関節や筋肉は、動かして使う運動器と呼ばれる組織です。そのような関節や筋肉が、たとえ数時間でも動きを止めると、次に動かす時にぎくしゃくします。車やバスや新幹線に長く座っていると、降りる時に腰や膝が痛くなるのはこのためです。朝起きがけに腰や膝が痛いのも同様です。車のエンジンやギアも、寒い冬の朝、冷え切っている時にいきなりエンジンをスタートしてアクセルをふかすと滑らかに回りません。暖気運転、アイドリングが必要です。エンジンもギアも暖まってくるとアクセルをぶんぶんふかせても快調に回ります。もちろんアクセルも関節もふかせすぎは禁物ですが。

コラムその3　骨の進化論

生物の進化は、過去から現在に続く奥深い謎です。19世紀半ばにダーウィンが自然淘汰と適者生存を提唱し、進化論として知られるようになりました。そのすこし後にメンデルが遺伝の法則を発見し、さらに1953年には、ワトソンとクリックにより遺伝子であるDNAの二重らせんのしくみが発見され、生物の進化の法則はすぐにも解明されるかと思われました。

しかし、人間の全遺伝子の配列が解明された現在でも、進化の本当の理論はむしろ混沌としています。

骨が先で軟骨が後

今回は、そのうちの骨の進化について考えてみたいと思います。

骨の進化はどのように起こったのでしょう。進化の系統樹では、脊椎動物はメクラウナギからサメなどの軟骨魚類、マグロなどの硬骨魚類、そして両生類、爬虫類、哺乳類へと進化していきます。もちろん、いま存在するサメが進化してヒトになるわけではなくて、それぞれの祖先が過去に分岐したわけですが、では骨は軟骨から進化したのでしょうか。そうではありません。化石から検証すれば、先に骨ができてその後に軟骨が出現したことがわかっています。最初の細胞が多細胞生物に進化した後、いつしか外敵から身を守るため、硬い外骨格、いわゆる殻を持った生物が現れました。約5億4千万年前のカンブリア初期の地層にははじめて炭酸カルシウムでできた硬い殻を持つ長さ1～2ミリの微小生物の化石が見つかっています。その後、炭酸カルシウムは、より安定型のリン酸カルシウムに置換されて、さらにもっと大きな殻を持った生物や殻の小板がくさりかたびらのようにからだをおおうような生物が出現しました。そして、約5億年前のカンブリア紀に大きな甲羅を持った甲冑《かっちゅう》魚《ぎょ》が現れ、これが最初の脊椎動物といわれています。この甲羅の組織内には、現在の骨の骨芽細胞、骨細胞、破骨細胞に対応する細胞が存在するそうです。

その後、早く動くために、甲羅のような外骨格から今の魚類、両生類、爬虫類や哺乳類などのような内骨格を持つ動物が現れました。その時、たとえば長管骨のように長い骨を作るために、まず軟骨組織でボリュームを稼ぎ、その後に軟骨を骨組織で置き換えるという方法で大きな骨を短期間の間に成長させることができるようになったと考えられています。

骨の組織はどこから生まれたのか

もちろん骨は支持組織としても大切ですが、それ以外にいろいろな役割を持っています。最初は外敵から身を守るために発達した外骨格ですが、その後には、カルシウムやリンの代謝や調節の役割を担うようになりました。そして、硬骨魚類以降からビタミンDの調節を受けるようになり、さらに両生類以降には、副甲状腺ホルモンが登場しています。

ではいったい、その甲冑魚の骨の祖先にあたる組織は、そもそも何から進化したのでしょう。地球生物史的には、生命の誕生は約38億年前で、その後しばらく原核細胞の時代が続き、約15億年前に真核細胞が現れ、10億年程前に多細胞生物が出現したことになっています。甲冑魚の体細胞は、その遺伝子をいつごろ持つようになったのかは、依然不明です。

長い間、進化論の世界では「獲得形質の遺伝」はありえないとされてきました。現在では、実は後天的に獲得した形質が遺伝することがありえるとの意見が少し出てきていますが最初に炭酸カルシウムの固い殻をまとった生物は、海のカルシウムがたまたま沈着して、その性質が後世へ遺伝したように私には思えてなりません。それともやはり遺伝子の進化でたまたま炭酸カルシウムを殻としてつくりだす生物が突然変異でできたのでしょうか。やはり進化論は難しいと思います。

話がそれますが、最近話題の京都大学、山中伸弥教授が開発されたｉＰＳ細胞は、この「獲得形質の遺伝」を説明できる手がかりではないかと勝手に想像しています。

◇参考文献◇
『骨の科学』須田立雄ほか著、医歯薬出版
『生命40億年全史』リチャード・フォーティ著（渡辺政隆訳）、草思社
『進化——宇宙のはじまりから人の繁栄まで』岩槻邦男ほか著、研成社

（「フロントライン」第2号、２００４年8月号より転載・改変）

「リハビリ」について

リハビリテーションとは、どのような意味なのか

整形外科のリハビリテーション、略して「リハビリ」と聞いて、「電気」「牽引」などの言葉をイ

メージする方が多いと思います。もちろんそれらの理学療法は大切な治療法のひとつですが、意味はそれだけではありません。

一般的な日本語訳のない「リハビリテーション」ですが、本来リハビリとは、障害の生じた機能を回復するだけではなく、精神的にも元の状態に回復する、つまり全人格的に回復することを目標とする奥の深い分野なのです。私はリハビリの専門家ではないので詳しいことは述べられませんが、ここでは、整形外科の外来で必要な、リハビリの特に運動療法について少し説明をします。

整形外科における外傷や病気の治療中、きちんとリハビリをしていない患者さんがしばしば見られます。整形外科の疾患は運動器の障害であることが多く、リハビリが機能を回復するために大切であるにもかかわらずです。人工膝関節手術後のリハビリが不十分なために、関節が固く、痛みが強く残っていたり、骨折のギプス固定や手術の後にのんびり骨がつくのを待っていたりして、手や足の関節が拘縮《こうしゅく》し、動かすと痛みが強いなどが、そういった患者さんです。

病気の種類や患者さんの状態により一概にはいえませんが、リハビリの一部である運動療法は、必要な安静期間の後、適切な時期に開始し、徐々にペースを増やしていく必要があります。骨折後半年から1年を経過しているのに、手や足が痛くて日常生活に不便な方がときどき来院されます。レントゲンの診断では骨折は治癒しているのに、骨萎縮や筋萎縮が強く、痛みに過敏な状態が続いていたりします。これは、リハビリがうまくできていないことが原因であることが多いのです。患者さんは手足を動かしてよいのか、またどのくらい体重をかけてもよいのか分からない。痛みが強くて動かすのが怖い。そのようなまま時間が経って悪循環に陥ることがあるのです。

私は、整形外科医になった頃、先輩にいろいろなことを教わりました。「診断半分、手術半分、リハビリ半分」もそのひとつで、正確な診断をして初めて手術をするべきであることや、手術（手術をせず保存的に治療する場合でも）した後のリハビリが足りないと治癒しにくいことを意味しています。リハビリはとても大切なのです。捻挫や突き指や打撲でも、それなりにリハビリが必要です。さらに変形性膝関節症や腰痛や五十肩（肩関節周囲炎）などの慢性疾患でも運動療法は大切です。筋力を増やし、関節の動きをよくし、そして痛みを柔らげるためには、温めるだけでなく動かすことが大切なのです。

他力本願より自力本願

病気やケガの診断や治療はもちろん医師に頼ることになりますが、自分で積極的に克服していくことが大事な場合もあります。

たとえば、リハビリの最初の段階では、理学療法士などの専門家に関節や筋肉を動かしてもらうことはとても大切なことです。骨折や人工関節の手術のすぐ後に、自分だけで関節を動かすことは痛みも強くてとても難しく、初めは手伝ってもらう必要があります。しかし、病気やケガが回復するにつれて、徐々に自分で体操をして動かしていくことが大切になります。特に筋力を増強させるためには、自分で動かすしかありません。歩くことを練習する場合、自分で歩くことを覚えなければば、そして筋力をつけなければ、歩けるようにはなりません。リハビリも同様、自分で積極的に動かしていくことで、元の機能に回復していくのです。自分から治そうという気持ちと、その気持ちを実行に移すことの両方が重要です。

リハビリにおける体操や運動療法とスポーツや仕事で動かすこととの違い

「体操しましょう」と説明すると、患者さんが「仕事をしていますから大丈夫です」ということがあります。リハビリの最終段階として、作業療法といわれる、実践で動かしていく治療法がありますが、体操や運動療法は、仕事で動かしていることとは異なるものです。リハビリにおける体操や運動療法は、固くなった関節や筋肉をゆっくり動かして、動く角度を増やしていったり、筋力を徐々に強くしていったりするポジティブなものです。これに対して仕事は、関節や筋肉を働かせて、結果的には疲労したり炎症を起こしたりします。たとえば五十肩は、仕事での使いすぎが原因で生じることも多いのですが、五十肩に対する体操や運動療法は、逆にそれを治すためのものなのです。

わずかな時間でよいので、治すための体操をしましょう。

できないことをする、痛い方向へ動かすのがリハビリ

五十肩の患者さんに、痛い方向へ肩を動かす体操をしてくださいと説明すると、「痛いのに動かしてもよいのですか」とよく聞かれます。たしかに痛い方向へ動かすのは不安ですが、かといって

そのまま動かしやすい方向だけに動かしていると、いつまでも痛い方に動かせないままになります。いきなり無理をするとかえって炎症を起こしたりして逆効果ですが、痛い方向、苦手な方向に動かせば、1週間あるいは1ヶ月後には動かすことができるようになります。これがリハビリにおける運動療法のひとつです。算数で苦手な分野があり、それを勉強しないといつまでもできないままなのと同じです。苦しくても少しずつ勉強すれば、いつか解けるようになります。

肘《ひじ》関節が固くなった場合のリハビリはなかなか難しいものですが、1日に、たとえば曲げる角度が2度改善され、寝ている間に1度元に戻るとすれば、30日後には30度曲がるようになる計算です。リハビリは退屈でつらいものですが、毎日着実に行えばきっとよくなると、希望を持って頑張ってください。

とにかく、苦手な方向、痛い方向に動かすことが、リハビリにとってはとても大切です。

動かさずにできるリハビリ・運動療法がある

いろいろなケガの後で安静にするべき期間があります。でもその時期にただ楽に安静にしてばかりでは、どんどん筋肉がやせ細ります。ギプスで関節を固定している場合でも、たとえば筋肉に力を入れることによって、関節を動かさないで筋肉を鍛えることが可能です。関節を曲げる筋肉と伸ばす筋肉の両方に、同時に力を入れるのです。りきむ、いきむ感じです。

この運動方法のことを、少し難しい言葉ですが、等尺性（アイソメトリック）運動と呼びます。

反対に関節などを動かす方法を等張性（アイソトニック）運動と呼びます。

膝の病気やケガの場合に太ももの前面の大腿《だいたい》四頭筋《しとうきん》という筋肉を鍛えることがとても重要ですが、イスに座って片方の脚を水平に数秒間保つとか、寝転がって脚を床から数センチ浮かせる体操は、動かさずにできる簡単な体操のひとつです。

ただし、アキレス腱断裂など腱や筋肉の断裂後にギプスを装着している場合は、ギプスの中でりきむと腱や筋肉が切れることがあるので、等尺性運動もできません。

リハビリには旬がある

たとえば関節の骨折をして手術をした場合に、どの時期からリハビリとしての運動療法を開始するかは、医師にとってとても判断が難しい局面です。

骨折の癒合を待つために安静を長くしすぎると、関節が拘縮して動きにくくなります。反対に、関節の拘縮を防ぐために動かすのが早すぎると、骨折が癒合しないことがあります。基本的には、まず骨折が癒合するのが一番で、運動療法はその次の段階です。関節の骨折は特に運動療法の開始時期が難しいのですが、普通の捻挫や骨折などの運動療法にも、開始時期のタイミングがあります。ケガの種類や程度によってパターンはさまざまですが、ある時期になれば運動療法を開始すべきです。そして徐々にアップしていき、最後には元と同じように動かすことができれば理想的です。

運動療法の開始があまりにも遅いと、関節や筋肉が拘縮してしまって、それ以上動かなくなることもあります。リハビリ・運動療法には、旬の時期があるのです。たとえば指を骨折した患者さんに、そろそろ動かすようにと指導しても痛がってあまり動かさない場合、「リハビリには旬があります。1年後にいくら頑張ってリハビリしても無駄です。今しかありません」と説得するようにしています。

「体操」について

ほぐす体操、鍛える体操、角度などを改善する体操

体操には、いくつかの異なった目的に適した、それぞれの体操があります。たとえば固くなり、こわばった筋肉をほぐすための体操があります。筋肉ならば血行をよくする意味もあります。弱った筋力や体力を鍛える体操や、拘縮した関節を元のように動くよう、動く範囲を増やすための体操もあります。痛みを軽減するための体操もあります。その組み合わせ方は、患者さんの病態や状態などにより異なり、判断も難しい場合がありますので、主治医や理学療法士などと相談しながら適切な体操、運動療法を行ってください。

体操の程度

普段、体操や運動を全くしないのはもちろんよくないことですが、スポーツと同じように、やり過ぎもまた体には害になります。何事もほどほどが大事です。それぞれの人に合った体操、そのときどきの健康状態や年齢にもよるでしょうが、自分に合った体操を選んで、それもすべてやろうとせず、自分のペースで継続していくことが大切です。

たいていの患者さんは、体操や運動療法をなかなか継続してもらえません。あまり楽しいものではないので、どうしても消極的になりがちです。でも、毎日少しずつでも継続することです。

一方で、中には体操や運動をしすぎる方もいます。筋力をアップしようという気持ちが強い、アスリートタイプの人にしばしば見られます。体操も運動も、やり過ぎはかえって筋肉の疲労や炎症、傷害をきたすので、気をつけてください。一時期ダンベル体操が流行りましたが、人間の上半身はもともと下半身に比べて弱くなっています。その代わりに、自由に動いて器用に扱えるようになっているのです。下半身を鍛えるのはとてもよいことですが、上半身は過度に鍛えようと思わない方が安全です。

人間の腕は長く、自らの重量も相当なので、腕を動かすだけでも大変な筋力を必要とします。五十肩では疲労による炎症が原因のことが多いので、体操や運動療法では、筋力をあまり疲労させないような方法で角度を改善する体操を行います。そのためにたとえば、天井から滑車をぶら下げて、健常な方の手で痛い方の手を引き上げるわけです。比較的楽に、痛い方の肩を動かせるように工夫しているのです。ダンベルをどうしても持ちたい方には、５００グラム以内、つまり５００ミリリットルのペットボトル１本までは許可しています。

もちろん、若いスポーツ選手の場合は全く異なります。ケガの後に筋肉をどんどん鍛えるために、重りも徐々に増やしていく必要がありますが、できれば客観的に判断できるトレーナーと相談しながら運動をアップしていくのが、安全で効果的でしょう。

体操のキーワードは、「気楽に」

どちらかといえば、私は気楽でない方です。何事もまじめに過ぎるきらいがあり、深刻に考えすぎる癖があります。まじめは悪いことではないのでしょうが、まじめ過ぎる人ほど、同時に気楽な部分が必要です。

リハビリにおいても、何か楽しいことを考えたり、到達の喜びを感じたりしながら、気分を楽に盛り上げて行くことが大事です。体操でも、あまり堅苦しく考えると長続きしません。用事の合間に思い出して、簡単に気楽にできる体操であれば、より長続きしやすいでしょう。私はいつも患者さんに、体をほぐすような体操は1回10秒くらい、1日に何回か適当に行ってください、と説明しています。筋肉を鍛えるような体操は、1回2~3分を1日2~3回と、一般にいわれる体操の時間よりもかなり短くして、説明しています。もし自分が患者で、毎日必ず、1回10分間の体操をするようにいわれても、とても長くは続かないと思うからです。気楽に簡単に、いつでもどこでも体操をする習慣を身につけましょう。

一番よい運動は、30分ほどのウォーキング

全身の運動として一番基本で簡単な運動は、ウォーキングです。ゆっくり歩くか速く歩くかは、その人の年齢や体の状態、あるいは天候などさまざまな条件で決まります。ただ、多くの医療や健康に関する機関が、目安として、１日約30分程度のウォーキング（散歩）を推奨しています。時間で決めているのは、歩数で決めると、どうしても無理をしてしまう人がいるからです。

日本人は、１万という数字にこだわりがちです。体調が悪い日でも、９千歩まできたのだからあと千歩で1万歩だ、と無理をしがちなのです。歩数にこだわらずに時間で決めれば、体調が万全でない時や天気が悪い時にも有効です。ゆっくり歩けば30分はすぐに経ちます。調子がよければ早歩きがさらに有効です。軽く息切れする程度です。自分や天気に合わせて無理のない程度に、しかし継続してウォーキングしましょう。

ただし、膝の関節や股関節に病気のある方は、歩き過ぎるとかえって痛みが強くなることや、関節の軟骨がすり減ることにもなりますので、水中ウォーキングの方が安全です。

変わった体操は、かえって有害なことがある

世界中に体操の種類はいっぱいあります。腰痛体操だけでも、100種類以上あるといわれています。逆にいえば、絶対にこれがよいという体操が存在しないということです。個人個人の体力や病気や年齢、あるいはその時の体調によって、適切な体操もそのやり方、量も変わっていきます。日本ではラジオ体操が一番普及しているかもしれませんが、これもひとつの方法にしか過ぎないとお考えください。自分なりに気持ちのよい、やりやすい体操を取捨選択しましょう。

インストラクターに従って体操する場合は、自分の年齢と同じくらいのインストラクターを選ぶ方が無難です。若いと、若くない人の体力や限界を想像しがたいため、ついやり過ぎる可能性があります。また、グループで体操などをすると、自分だけ途中で止めることを躊躇《ちゅうちょ》して無理をすることがあります。疲れた時は、いつでも止める勇気を持ちましょう。

日頃から、テレビなどでいろいろな体操が紹介されています。でも変わった体操を無理してする必要はありません。かえって筋肉や関節を傷める可能性もあります。体操の提唱者には、もちろんそれぞれの理論や裏づけがあると思いますが、万人に当てはまる、正しい体操はありません。だからといって、じっとしていることはよくないので、自分に合った体操を選び、継続して行いましょう。

痛みとの付き合い方などについて

階段や下り坂で膝などが痛いわけ

車輪は人類の偉大な発明だといわれています。私は常々、階段も偉大な発明だと思ってきました。100メートルの高低差でも、階段があれば、時間と体力がありさえすれば安全に上り下りできます。たった3メートルの崖でも、上ることも下りることも大変な努力と危険を伴いますが、そこに階段さえあれば、子供でも容易に上り下りできます。普段、階段を何気なく使っている方も多いと思いますが、階段はとても有用な道具だと思います。

今、崖を3メートル上る場合と下りる場合を考えてみましょう。上りの場合にももちろん危険はありますが、主に力が大切な要素になります。自分の体重を押し上げる、引っ張り上げるだけのエネルギーを必要とします。反対に、下りる場合はあまりエネルギーを必要としません。それよりも、落ちてケガをしないことが大切な要素になります。たとえ3メートルでも転落すれば、大事故につながる可能性があります。エネルギーは距離の二乗に比例するので、高低差があればあるほど危険を伴います。しかし、階段がそこにあれば、たとえ100メートルの高低差でも安全に下りることが可能です。高低差を階段で小分けしているのです。たとえば階段の一段が20センチの落差だとすれば、100メートルの高低差を500段で下りるわけです。100メートル転落すればほぼ間違いなく即死でしょうが、20センチなら安全です。

階段や坂道を下る時は、この落下による体の損傷の危険を避けながら下りていくわけです。20センチでも関節や筋肉や頭に多少の衝撃を受けます。関節軟骨などがそのショックを受け止めるのですが、軟骨に変形や変性があれば痛みを生じやすくなります。上りは軟骨のショックアブソーバーの機能をあまり使うことはなく、筋肉のエネルギーを使いますが、下りは軟骨や筋肉の柔軟性を最大限利用して体の安全を確保しているのです。

変形性膝関節症の患者さんが、階段や坂道の上りより下りの方が痛みを感じやすいのはこのためです。車のエンジンが上りを象徴し、ブレーキが下りを象徴しているとすれば、エンジンに必要なのはガソリンというエネルギーであり、ブレーキに必要なのはディスクやパッドという摩耗しながら摩擦で車を止める部品です。軟骨とブレーキパッドやブレーキディスクが同じ役目だと考えてみてください。

ちなみに駅の階段で、私は上りにはそれほど気を遣いませんが、下りにはとても気を遣います。なぜなら上る途中で前に転んでも、階段が目の前にあるのでダメージは少なくて済みます。下りで転倒すると、下手をすれば下まで転げ落ちて大ケガをするかもしれません。当たり前といえば当たり前ですが、階段や坂道の下りには注意してゆっくり歩きましょう。

人工股関節と人工膝関節は、非常に有効な治療

手術は、いろいろな手術以外の治療をしても治らない場合や手術をした方が得な場合に最後に選ぶ手段です。しかし、たとえば整形外科でいえば、人工股関節と人工膝関節の置換手術は、近年かなり改良が加えられ、医師の平均手技も向上し、安定した成績を残しつつあります。関節の変形が高度で、鎮痛剤や装具やリハビリだけでは痛みに対応できない時は、これらの手術を受ければ、これからの人生がより暮らしやすくなる可能性が大です。

なかには、テレビでスーパードクターの特集などを見て、遠く離れたその医師に手術を受けに行かれる方もおられますが、人工股関節や人工膝関節の手術に関しては、日本中の大きな都市には腕のよい整形外科医がきっといるはずです。術後の管理やリハビリ、まれに再手術の場合なども考慮して、住んでいるところの近くで上手な先生を探して、手術をしてもらう方が得策と思います。テレビやマスコミで取り上げられる医師は、たしかに名医でしょうが、ほかにも日本中に名医はいるのです。

内視鏡手術や短い入院期間は、よい部分もあればそうでない部分もある

内視鏡はヨーロッパで発明され、現在使われているものは、１９５０年代初頭から、日本の医師とカメラメーカーが開発し改良・発展させてきたものです。今ではさまざまな分野で診断や治療に

活用されています。整形外科の分野でも、関節だけでなく、脊椎や手の神経障害の治療などに広く使われつつあります。

たしかに、小さな穴から細い内視鏡を入れて診断し治療するため、皮膚の傷が小さくなり美容的にはずいぶんきれいになりました。また、光源で照らして奥の方の組織を拡大するために、切開しても見るのが難しい、奥の深い部分がよく見えるという大きな利点があります。術後の癒着なども少なくなる可能性があります。

ただし、内視鏡で手術をする場合、小さな穴から器具を入れて、モニターを見ながら操作をするため、かなりの熟練度を要します。いつも患者さんに説明する時に、小箱の中の分解された時計を修理するのに、小箱に小さな穴を開けて、外からモニターを見ながら、細い器具を外から操作して修理するのと、小箱の上の蓋を開けて、手を入れて修理するのではどちらが簡単か、と説明します。小箱が深くて蓋を開けて直接見て修理するのが困難な場合は、もちろん内視鏡的な操作が有利だと思いますが、箱の中が蓋を開ければよく見えて操作しやすい時は、内視鏡を使うより直接手で操作した方が簡単なこともあります。どちらを選ぶかは、主治医とよく相談してください。ただし、関節の場合は関節鏡手術が有利なことがよくあります。

アメリカでは、日本のような国民皆保険がないために、民間会社が主に医療保険をまかなっています。くわえて、アメリカでは入院する場合の1日当たりの費用が、日本などに比べてかなり高額です。そのために、入院期間も極端といえるほど短くなってしまっているのです。

もちろん、入院期間は長ければよいわけではありません。しかし、実際にアメリカで治療を受けた日本人が、あまりにも短い入院期間に対しての疑問を綴ったレポートもしばしば見られます。アメリカでは、高額な入院費用への対策として、術後すぐに退院し、病院近くのホテルのような宿泊施設に滞在して、通院あるいは往診で治療やリハビリを受けるケースもあります。アメリカではこのように、退院後のバックアップ体制が整っているので短い入院のリスクも軽減されますが、日本で同じようにすぐに退院するとなると、後々のリハビリが大変なことがあります。

昔は必要以上に入院させて不当に儲ける病院もあったかもしれませんが、今は平均入院日数が短いと診療報酬が多くなるシステムにより、多くの病院で経営のために早期退院を励行しています。しかしたとえば、整形外科の人工関節の手術などなら、退院後の通院が遠い場合など、あまり急いで退院せず、2～4週間は入院してリハビリをすれば、リハビリがはかどり術後の経過も比較的よくなることもあります。入院期間については、主治医と手術前によく相談しておきましょう。

「装具」は、なかなかすぐれた治療法

「装具」というと古めかしいイメージがあると思います。全く同じ意味ではないでしょうが、サポーターといえば少し格好よいかもしれません。装具にも硬性や軟性などいろいろな種類があります。ギプス固定と一番異なる利点は、着け外しが可能であることです。たとえば、私のクリニックでは足関節の捻挫にも、しばしば軟性装具を処方しますが、その場合、装具を外してそっとお風呂には

いることができます。

もちろん、骨折などで24時間固定が必要な場合はギプス固定ですが、それほど厳密に固定しなくてもよい場合は、装具の方が患者さんにはストレスが少なくて、しかも効果的です。足関節の捻挫、つまり靱帯損傷を放置しておくと、靱帯が伸びたまま長くつながって、足関節がゆるい状態になり、捻挫を起こしやすくなることがあります。装具を着けて生活すれば、あまりストレスを感じないまま、靱帯は元のように短くなり、しっかりと治りやすくなるのです。

杖は魔除けにもなる

杖をつくのは格好が悪いと、使うのをいやがる方がおられます。たしかに杖なしで歩くことができればよいのですが、膝関節や股関節など、脚に障害のある場合や腰痛の場合でも、杖をついた方が楽になることが実際には多いのです。

地上の生物で2本の脚だけで移動する動物は、人間だけだといわれています。猿でも手をついています。動物は4本、昆虫ならもっと脚が多くなります。人間は手を自由にして、それによって字を書いたり、物を作ったり操作したり、高等生物として進化してきました。その代わりに脚は2本に減り、1本の脚にかかる負担が倍になりました。さらに寿命がこの数十年で急激に伸びたために、関節軟骨などの耐久性の進化が追いついていないこともあります。人間は生まれた時に4本の脚で這い、高齢になると杖を含めた3本、あるいは歩行困難で這って移動する時は4本脚に戻るといわれています。杖をつくくらいでは、脚にかかる体重の負担はそれほど減らないと思われるかもしれませんが、杖をつくことにより、体重の約4分の1から5分の1を支えてくれます。体重50キログラムの方なら、約10～12キログラム体重が軽くなる計算です。これだけでも、股関節や膝関節にかかる負担がずいぶん少なくなり、楽になります。

また、杖をつくことはバランスの点でも有利です。人間は小脳が発達して2本の脚で歩行可能になりましたが、4本脚の方が転びにくくて安定することは明白です。杖が1本増えて3足になるだけでも、かなり安定性が増します。

さらに、杖をついていると自分でもゆっくり歩くように気をつける効果があります。そして杖をついていると、周りの人が気遣ってくれる効果もあります。この数十年の間に、日本では謙譲という概念が薄れてきました。歩く時でも相手をよけない傾向にあります。歩行時に他人とぶつかると転倒する危険性が高まりますが、杖をつくことによって、さすがにぶつかってくる人は少ないと思います。「杖は魔除けになる」と患者さんに説明しています。

ロコモティブシンドロームって何?

骨や関節や筋肉など運動器の働きが衰えて、暮らしの中での自立度が低下し、介護が必要になったり寝たきりになったりする可能性が高くなる状態を「ロコモティブシンドローム（運動器症候群）」といいます。高齢化社会の到来とともに介護を必要とする人や寝たきりになる人が急増していることとから、日本整形外科学会が提唱しました。

要介護や寝たきりの原因として、脳卒中に次いで、関節疾患や骨粗鬆症による骨折が多いことは、前にも述べました。骨、関節、筋肉、神経などが連携し合って動く器官の総称を運動器と呼びます。この運動器に障害があると要介護や寝たきりにつながっていくのです。内臓の病気を予防する考えが「メタボリックシンドローム」であるのに対し、骨や関節など運動器の障害によって、要介護や寝たきりのリスクを予防するための考えが「ロコモティブシンドローム」、略して「ロコモ」ともいいます。

ロコモティブシンドロームの原因としては、次のような三大要因があります。

①骨粗鬆症、骨粗鬆症による骨の脆弱性骨折（骨がもろくなり軽微な外傷で起こる骨折）。
②変形性関節症や関節炎による下肢の関節機能障害。
③脊柱管狭窄症による脊髄・馬尾・神経根障害。

ロコモティブシンドロームは早めのチェックと予防が大切です。簡単なチェック方法を「ロコモーションチェック」、略して「ロコチェック」といいます。チェックの際は無理に試して、転んだりしないように注意してください。

★ロコチェック２０１０

①家の中でつまずいたり滑ったりする。

②15分くらい続けて歩けない。
③横断歩道を青信号で渡りきれない。
④階段を上るのに手すりが必要である。
⑤片足立ちで靴下がはけない（無理をして転倒しないように）。
⑥２kg程度の買い物をして持ち帰るのが困難である（１リットルの牛乳パック２個程度）。
⑦家のやや重い仕事が困難である（掃除機の使用、布団の上げ下ろしなど）。

以上の項目にひとつでも当てはまる場合は専門医に相談したうえで、予防のためにトレーニングを行いましょう。

ロコモティブシンドローム予防の運動を「ロコモーショントレーニング」、略して「ロコトレ」といい、関節に過剰な負担をかけずに骨を強くし筋肉を鍛える方法で、さまざまな種類があります。自分でできるものとしては、ダイナミックフラミンゴ療法という開眼片脚立ち（片手で何かを持って体を支えながら）、スクワット（椅子や机を支えにした浅いもの）、ストレッチ、関節の曲げ伸ばし、ラジオ体操、ウォーキングなどがあります。毎日少しずつでも続けて行えば、ロコモ予防や改善に役立ちます。無理をせず転倒しないように机などにつかまってできる場所で行うように注意し、痛みが伴うなどの場合は専門医の指導を受けて行ってください。

#「薬」について

薬は、上手に使いさえすれば素晴らしい治療法

薬害がときどき起こるためでしょうか、薬を服用するのをとても怖がる患者さんがおられます。たしかに不必要に薬を飲むことはよくないし、副作用も十分あり得ます。しかし、本来薬は、病気を治すためや痛みを軽減するために、多くの研究者や企業が努力と時間と経費をかけて開発したものです。一流薬品なら、発売前も発売後も副作用調査を十分にしています。それでも副作用などは起こりえますが、薬は病気を治し健康を取り戻すための有力な方法なのです。

第二次大戦中のイギリスのチャーチル首相が、実用化されたばかりの抗生剤ペニシリンを服用して肺炎を克服し、イギリスを勝利に導いたという話は有名でした。ただ実際には、チャーチルはペニシリン以外のサルファ剤で回復したようです。明治の頃までは、人間の平均寿命は50歳以下でした。原始時代から人間の平均寿命はわずかずつしか延びてきませんでした。しかし、20世紀後半から、急速に世界の先進国の平均寿命が延びています。これは水や環境などの公衆衛生や食糧事情が向上したことも大きな要因でしょうが、同時にいろいろな素晴らしい薬剤が開発されて、乳幼児の感染症による死亡率が減ったことなども大きな要因です。抗癌剤も抗生剤も血圧や糖尿病の薬なども、病気を治し寿命を伸ばすのに大きく役立っています。

医師から薬を取れば、強力な武器を失うことになります。以前、薬価差益が大きかった時代には医師による薬の過剰投与もあったかもしれませんが、薬価差益のほとんどない現在では、薬を投与して医師が儲けることは、ほぼ不可能になっています。医師は、患者さんによかれと思って薬を処方するのです。副作用に対する不安や疑問があれば遠慮なく医師に相談しつつ、薬は効くものだと思って服用してください。

薬に関する疑問や相談は遠慮なく主治医に聞く

以前、私の医院で実際にあった会話です。

患者さん　近所の内科でもらっている血圧の薬は飲まなくてよいでしょうか？
医師（私）　血圧はどうですか？
患者さん　血圧は正常です。
医師（私）　それなら薬が効いているから飲み続けるのがいいですよ。
患者さん　でもその薬は少し前から飲んでいないのですが……。

薬の服用を医師に知らせずに勝手に止めたりすると、たとえば血圧が下がらない時に、医師がもっと強い薬を処方したり、薬を増量する可能性があります。薬をどうしても服用したくない、減らしたい時は、遠慮なく主治医に相談してください。そうでないと、治療がうまくいかないこともあります。

痛み止め薬は、あくまで一時的なものなのか

鎮痛剤を患者さんに処方しようとすると、「痛み止めは一時的なものでしょう？　飲むのを止めるとまた痛みがでてくるのではないですか？」と聞かれることがあります。たしかに、慢性的な痛みの場合は痛み止めだけでは痛みが治まらず、また長期間使うと副作用が生じたりします。

しかし、急性の病気やケガの場合は、いつか治るので、早めに痛み止めを使って炎症や病気を治療すれば、被害がより少なくて済みます。たとえば火事の場合、放水や消火剤などいろいろ使って早く消火したほうが被害は少ないはずです。一度鎮火すれば、それ以上放水する必要もなくなります。急性の病気や痛み、あるいは風邪を火事と考えれば、早く治した方が楽なことが、よくわかるかと思います。痛みが少なくなったり消えたときは、痛み止めの薬を減らしたり中止したりすればよいのです。

しかし、長期服用は、副作用も出やすくなるので、何か副作用などがある時は、すぐに主治医に伝えてください。医師に相談するのを遠慮する方がおられますが、副作用を遠慮して言わずに、後で重大な障害をきたす方が、医師にとっても患者さんと同様に困ったことになるので、早めに相談してください。その方が、医師にとっても助かります。

痛み止めを飲まずに我慢すると、血圧が上がる

「高血圧の薬を飲んでいるのですが、先生の出される痛み止めの薬と一緒に飲んでも大丈夫ですか？」と聞かれることがよくあります。たしかに、降圧剤と鎮痛剤にはまれに飲み合わせがありますが、多くの場合は問題ありません。むしろ痛みを我慢していると血圧が上昇します。

ただし、血液をさらさらにするワーファリンという薬は、消炎鎮痛剤と併用すると、薬の効果が増強して出血傾向が起こる可能性があるので注意してください。

詳しいことは主治医か薬剤師に問い合わせてください。

痛み止めには強さのランキングがある

消炎鎮痛剤、いわゆる痛み止めの薬には鎮痛効果の強さの違いがあります。医師が処方する消炎鎮痛剤にはかなりの種類がありますが、たとえばボルタレンという薬は、将棋の駒でいうと飛車角の強さ、ロキソニンは金くらいの強さ、セレコックスは銀くらいの強さの印象を受けます。痛みが弱ければどの鎮痛剤でも効果がありますが、もっと強い痛みならロキソニン、さらに強い痛みならボルタレンでなければ効かないことがあります。ただし、胃に対する障害は、痛み止めの薬の強さが強いものほど大きくなる傾向があるので、主治医の先生と相談しながら自分に合った薬を選びましょう。

抗生剤の使い方

細菌によるさまざまな感染症の治療に、抗生剤はなくてはならない治療薬です。細菌を殺し、あるいは活動を鎮める役目を持っています。抗生剤を口から飲む（経口）、あるいは注射、点眼、点耳、塗り薬などいろいろな方法で使われますが、大切なことは血中、あるいは組織での抗生剤の濃度をある一定の時間保つ必要があるということです。

どこかの組織に細菌感染が起こっている場合、たとえば血液から抗生剤が運ばれてきて、組織に移行して細菌に働きかけますが、細菌はすぐには死にません。特に、感染がひどくて細菌数が多いと、抗生剤によって細菌数が体の白血球で殺せる範囲まで減少するのに多少の日数がかかることがあります。それゆえ、医師から処方された抗生剤を時間ごとにきっちり服用しないと、血中や組織内の抗生剤濃度が低くなってしまい、細菌が再び勢いを盛り返してくる可能性があります。しかも中途半端に抗生剤を使って細菌が居残り続けると、いつかその抗生剤に耐性を持つ細菌が出現することもあります。抗生剤は副作用のない限り、医師に決められた通りきっちりと服用してください。最近では1回の投与でかなり血中濃度が保てる抗生剤も開発されています。

ステロイドは怖い薬なのか

一般に「ステロイド」といわれることの多い「ステロイドホルモン」は、もともと人体の中で副腎という組織で産生されている、ホルモンです。このホルモンなしでは生きていけないほど大切で、いろいろな働きをしています。これを薬剤にしたものがステロイドホルモンで、世界中でいろいろな病気にたくさん使われています。大きな薬理作用としては、強力な抗炎症作用と免疫抑制作用です。臓器移植などで免疫を抑える時にも使われます。そして炎症を抑える作用も強く、組織の腫《は》れを取る効果にも優れています。脳を損傷した時に脳浮腫が起こると、とても危険なので、ステロイドホルモンの大量投与が短期間行われます。頸椎などの脊椎・脊髄損傷でも、受傷直後にステロイドホルモンはさまざまに使用されており、その後の麻痺が少なくなるとの報告もあります。ほとんどの科でもっとも適応症が多いともいわれています。万能の薬といわれたこともあったほど、この世になくてはならない薬剤です。

しかし副作用もいろいろあります。大量に長期間服用すると、感染症を起こしやすくなったり、糖尿病を起こしたりします。緑内障では、眼圧を上げて悪化させることもあるので注意が必要です。骨の中の血管炎を生じて、大腿骨頭壊死症をきたす場合もあります。中等量の投与でも、肥満や満月様顔貌（ムーンフェース）と呼ばれる、顔が丸顔になる副作用などもあります。

また、ステロイドホルモンを長期間使っていて急に止めると、リバウンド（反動）や離脱症候群と呼ばれる重篤な副作用をきたすことがあります。ステロイドホルモンを減らす時や止める時には、医師と相談しながら、徐々に体をだましだまし減らしていく必要があります。

また、ステロイドホルモンは、深夜から早朝にかけて体内の副腎で分泌されるために、夜にステロイドホルモンの薬剤を服用すると体内の分泌が抑制され、長い間には副腎が萎縮する可能性があります。この体内の分泌を抑制しないように、ステロイドホルモンは朝に服用することが多いのです。

一般的に、人体内で1日に体が生産するステロイドホルモンを、プレドニゾロンというステロイドホルモンの種類で換算すると約5㎎といわれています。プレドニゾロンは、ステロイドホルモンの中でも中間的な作用時間と作用強度を持つために、世界中で基本的なステロイドホルモンになっています。ステロイドホルモンは、作用の強さが種類によってかなり異なるため、使用量の混乱を防ぐためにプレドニゾロンに換算した分量を用いて、世界共通の尺度にしているのです。なお、整形外科領域の病気では、関節リウマチやリウマチ性多発筋痛症や強度の神経痛などにステロイドホルモンが使用されます。

関節リウマチにたいしては後述しますが、最近は生物学的製剤という画期的な薬剤が開発され、リウマチの治療が一変しつつあります。しかし、生物学的製剤にも副作用があります。また、すべてのリウマチの患者さんが高価な生物学的製剤を使用できるわけではなく、従来からの抗リウマチ薬もまだまだ大活躍しています。その中でステロイドホルモンは、使用後速やかに効果が現れ、さらに関節破壊を抑える効果も期待できる重要な薬剤です。たしかに副作用もあり、急に止めると危険でもあることから、適応と使い方、用量、減量の方法に医師の知識と経験が必要です。しかし、上手に使えば魔法の薬とまで行かなくても、なくてはならない有力な薬剤です。

だましだまし薬を減らしていく

「だましだまし」という言葉は、普通よくない意味で使われますが、薬を減らす時にはよい意味で使えます。たとえばステロイドホルモンという、強い抗炎症作用を持つ薬は広くいろいろな病気に使われ、効果の大きな薬ですが、長期や大量に使うといろいろな副作用をもたらします。しかも急にステロイドホルモンの服用を止めると、その反動で悪影響を及ぼすこともあります。

しかし、病気によってはどうしてもステロイドホルモンを使うこともあります。その場合、病気や症状が収まるにつれて、徐々にステロイドホルモンの量を減らしていきます。少しずつ薬の減量に体を慣らしていくわけです。ある意味ではステロイドホルモンが減ったことを体が気づかないように、だましだまし減らしていくのです。このような時は、よい意味での「だましだまし」です。

ステロイドホルモンの関節内注射はほどほどに

ステロイドホルモンはその抗炎症作用が強力なために、さまざまな部位に注射薬としても用いられます。腱鞘炎《けんしょうえん》などにはかなり強力に効果があります。しかし、その副作用として、腱や関節軟骨がかえって弱くなることもあります。それゆえ、使うタイミングと回数の制限などを上手に工夫する必要があるのです。

変形性関節症で炎症や痛みが強い時にも、ステロイドホルモンの関節内注射は回数を制限すれば有効です。さらに、ステロイドホルモンの作用を長く持たせるため、結晶化したステロイドホルモンが使われることがあります。これは上手に使えば関節炎にも腱鞘炎にもとても有効な薬剤ですが、関節内に多数回使いすぎると、ステロイドホルモンの結晶による関節炎を起こすことがあるので注意が必要です。

ヒアルロン酸の関節注射はいつまで続ければよい？

変形性膝関節症や肩関節周囲炎、いわゆる五十肩にしばしば用いられる注射薬に「ヒアルロン酸」があります。もともと皮膚、目、関節軟骨や関節液に含まれる成分で、とても粘調な無色透明な液状の薬剤です。「関節軟骨の表面を保護して炎症も鎮める」「関節の潤滑剤として働く」「関節軟骨の栄養になる」などの効果があります。これを膝関節や肩関節に注入します。普通は、週1回5週間ほど膝関節あるいは肩関節に注入し、それ以後は2週以上間隔を開けて注射を続けることもあります。6回目から間隔が2週以上になるのは、高い薬なので保険上の制約があるためです。

膝関節などで痛みがほとんどなくなれば、一度ヒアルロン酸の関節注射を中断しても大丈夫です。しかし痛みがある場合は、やはりヒアルロン酸の関節注射は回数を減らしてでも続けた方が効果が見込めます。古くなりつつある車のエンジンのオイルの交換をしなくてよくなることはなく、むしろこまめにオイル交換する方がエンジンを長持ちさせることができるのと同様です。エンジンのピストンやシリンダーが傷ついてしまってからオイルをあわてて注入するよりも、傷つく前にオイルを補給する方がよいと考えればわかりやすいかもしれません。

第4章

整形外科が治療する主な病気について

整形外科は頭以外の全身の骨、関節、神経のケガや病気を扱う科なので、病気の種類も範囲も多岐にわたっています。医学専門書を置いてある本屋さんの棚を見ても、整形外科関連の本はかなり多い方の科目です。

そのため、整形外科に関連する病気については、ごく一部だけ、ただし、皆さんが一番気になる病気やかかりやすい病気を選んで説明します。

また、腰痛や関節リウマチや神経痛に関しては、それぞれにたくさんの分厚い教科書があるくらいです。ここでは私の経験に基づいた、ごくわずかなエッセンスだけを紹介します。少々わかりにくい部分もあるかもしれませんが、最低限お伝えしておきたい、病気に対する基本的な考え方ととらえていただければ幸いです。

外来には整形外科以外の病気の患者さんもときどき来院されます。必ずしも頻度は高くないのですが、患者さんはどの科に相談すればよいかわからず、とりあえず整形外科に来られる場合もあります。それらに関しては第5章に少し説明させていただきましたので参考にしてください。

肩こり

同じ姿勢で長い時間細かい仕事をした後などに、首や肩甲骨や肩の辺りに「おもだるい」「つまる」「張る」などと感じることを、日本語では肩こりといいます。自分の好きなことや趣味などをしている時はあまり感じませんし、肩こりを生まれてから一度も経験したことがない人もいます。日本

●肩こりをきたす主な筋肉

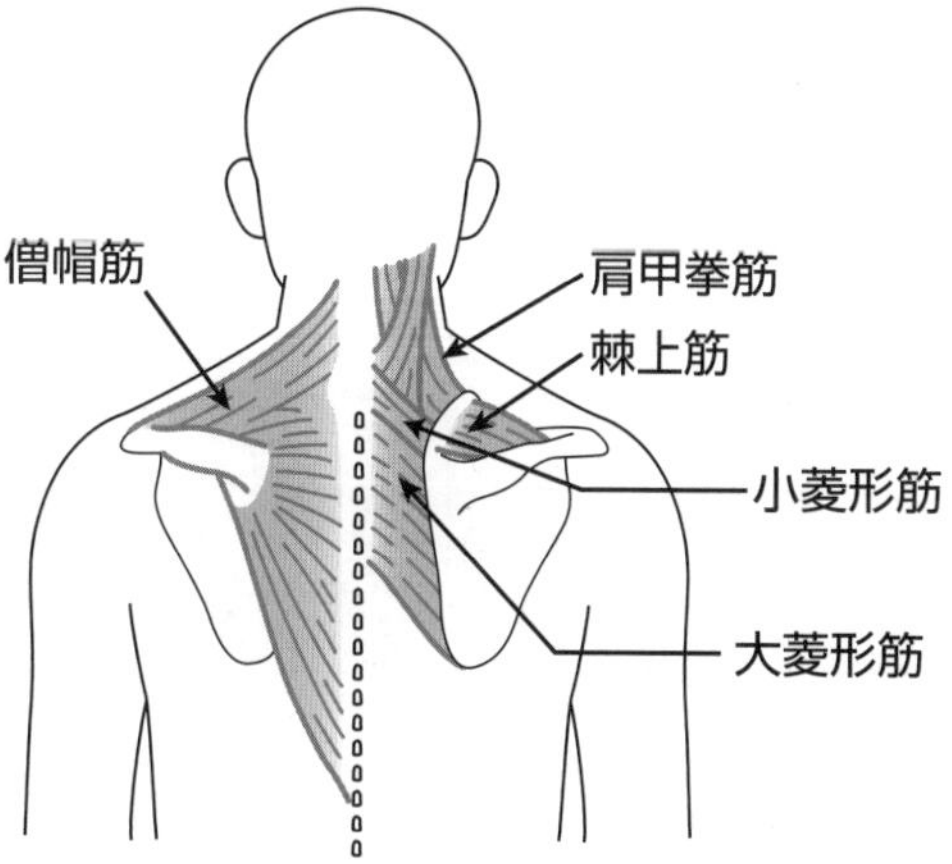

図7

で「肩こり」という言葉をはじめて使ったのは、あの夏目漱石。それまでの日本人は、肩が「張る」などといっていたそうです。夏目漱石以降、肩こりというイメージは、その言葉とともに、日本人の意識の中に深く根付いていきました。

実際、日本以外の国では「肩こり」という概念は、日本のそれとはずいぶん違うようです。英語では neck stiffness, stiff neck などといわれるようですが、多くの外国人は、日本人ほど肩こりに悩まされない、あるいは知らないようです。海外の映画やドラマでも、あまり肩を叩いたり揉んだりするシーンを見ません。

原因は主に筋肉の疲労です。同じ姿勢を続けていると、重い頭を支え、重い腕を引っ張り上げ保持している、僧帽筋《そうぼうきん》、肩甲挙筋《けんこうきょきん》、菱形筋や脊柱起立筋などが疲れてきます[図7]。血行が悪くなり、グリコーゲンをエネルギーとする筋肉に、その老廃物としての乳酸が溜まると重だるい感じを生じます。

日常生活では、車を運転したり、パソコンに向かったり、育児や炊事など同じ姿勢で行う仕事が大半です。人間の頭は脳とそれを守る頭蓋骨が発達していて、ほぼ体重の10分の1ほどでとても重いものです。その重い頭がまっすぐ首の上に乗っていればまだしも、下を向けばたちまち大変な力が首や背中の上部の筋肉にかかってきます。同時に片腕だけでもかなりの重さです。重い物を持てばなおさらですが、その重い腕は体とは直接骨でつながっておらず、肩甲骨を介してぶら下がっているだけなのです。それゆえ自由に動くのですが、腕を支え、垂れ下がらないように引っ張り上げているのは、肩甲挙筋や菱形筋などの筋肉なのです。寝ていない限り、頭や腕を上に下に支えている筋肉に疲労が生じるのは当たり前かもしれません。

それならなぜ、日本以外の国ではそれほど肩こりがあまり大きな問題にならないのでしょうか。ひとつには、日本はストレスの多い国だからといえるかもしれません。アメリカのハイスクールを描いたドラマでは、生徒達は足を組んでくつろいだ雰囲気で授業を受けています。一方、日本では、机にきっちり向かい、足を揃えて授業を受ける学生を思い浮かべます。車を作るラインでもガムを噛みながら組み立てるのと整然と黙々と組み立てるのでは、仕事の質は別にして、筋肉に与えるストレスの度合いが異なるように思います。

もうひとつ、日本に肩こりが多い理由として、社会的に肩こりを病気のように人々の意識にすり込んできた歴史があるのではないでしょうか。私は整形外科医になった頃、肩こりについていろいろ調べてみました。インターネットのない時代に図書館や本屋さんでいろいろ本を調べて、結局はっきりした説明はないものの、筋肉の疲労であることを知りました。するとそれまであった肩こりをほとんど感じなくなったのです。たしかにたまに仕事が押し詰まっていて、休む暇がない時などに肩こりを感じることは今でもあります。でも以前ほど気にしていません。シャワーか風呂に入って温めて、適当にストレッチすれば治る、少しひどければ湿布を貼り、薬を飲めば楽になると知っているのでむしろ症状が軽いのだと思います。

肩こりを治すためにはまず、原因が、「筋肉の疲れである」という認識がなにより大切です。同じ姿勢を続けないことが一番重要です。そして筋肉を疲れさせないように、仕事中にときどき息抜きをし、軽く首や肩の体操を忘れないようにしましょう。前にも述べましたが、同じ動作や運動をしすぎると筋肉にダメージをもたらします。そこまで行かなくても回復が遅くなります。少しだけでも筋肉を休めてあげるとまた元の元気さを取り戻してくれます。そして、仕事の後は軽い体操やストレッチなどで凝った筋肉をほぐし、お風呂でゆっくり温め、筋肉の血行をよくするようにしてください。軽いマッサージもよいと思いますが、強い指圧などは筋肉を痛めるので、かえって次の日に痛むことがあります。

腕の重さもかなりのものなので、両腕を机に置くことや、肘《ひじ》掛けに腕を載せるなど、首や肩甲部の筋肉にかかる重さを軽減することも工夫してください。

肩こりがひどい場合には、消炎鎮痛剤の湿布やクリーム、ローションなどを使います。筋肉の疲労には経口の消炎鎮痛剤はさほど効果がありません。それよりも、筋肉の弛緩作用のある軽い安定剤、たとえばデパスやセルシンを少しだけ眠前に服用すれば、朝起きた時に筋肉がほぐれます。ただ、これらの薬剤は夜にトイレに行く時にふらつく可能性があるので、高齢者の方は服用しない方が安全かもしれません。

注意が必要なのは、肩こりに他の重大な病気が潜んでいる可能性があることです。首を動かして手の方にしびれが放散する時や、いろいろな治療をしてもなかなか治らない頑固な痛みがある時は、頸椎性の神経障害の可能性があります。その他、心臓や胆嚢《たんのう》などの内臓疾患の可能性もありますので、持続する場合は、整形外科、あるいは内科の医師に相談してください。

先ほど、海外のドラマなどで肩こりのシーンや肩を揉んでいるシーンをあまり見ないと書きましたが、アメリカの有名なスタートレックVOYAGERシリーズで「ヴィディア人の協力」というタイトルのDVDを見ている時に、宇宙船の女性の艦長が慣れない事務仕事で肩が張って、それを副艦長が揉んであげるシーンがあり、びっくりしたものです。その時の字幕は、次の通りでした。

〝My knots are getting knots.〟（艦長：肩が張っちゃって張っちゃって）

〝My mother used to get sore neck all the time.〟（副艦長：母も肩こりがひどくて）

ここで使われている knot は「固まり」「筋肉のかたまりやこぶ」という意味のようです。表現が異なりますが、SF未来ドラマの中での肩こりの様子、揉んであげる様子は、まるで日本のよくある肩こりの風景と同じで新鮮でした。副艦長がインディアン系の俳優だったので、インディアン伝承のマッサージ方法としてイメージされているようにも感じました。

腰痛

「腰」という漢字は「月（にくづき）」に「要（かなめ）」と書きます。内臓以外では、とりわけ腰が重要であると、昔の人も認識していたのだと思われます。腰の中央で背中寄りに脊椎、いわゆる背骨がありますが、この脊椎は脊髄神経や神経根を守りながら、上半身の体重を支え、さらにいろいろな方向に動くという複雑な機構を担っています。そのために、さまざまな病気が複雑に絡まって起こりやすく、診断も治療も一筋縄ではいかないことがしばしばあります。

一般論として、急性腰痛で痛みが強い場合には、痛みに応じて安静にします。しかし、あまり安静にしすぎると、いずれ動き始める時に動きづらくなるので注意が必要です。さらに適宜、副作用に注意して湿布や経口、坐薬、注射などの消炎鎮痛剤を用いることで、炎症を鎮めながら、痛みも軽減することができます。また同時に、コルセットなどの装具も適宜使います。腰痛の場合は、急性であっても、冷やすより初めから温める方が、多くの場合で痛みが早く軽減します。

アメリカで、急性腰痛症に対してどの程度のベッド上安静が必要かどうかを調べた有名な調査がありました。急性腰痛症の患者さんを2つのグループに分けて、ひとつめのグループは最初の2日間をベッド上で安静にしてその後少しずつ動き出すようにし、2つめのグループは腰痛を生じた初日から7日間ずっとベッド上で安静にしました。結果は、腰痛3日目から起きて少しずつ動いていた初めのグループが仕事に復帰する期間がより短いというものでした。骨折など痛みが強度の場合はもちろんある程度の安静も必要でしょうが、癌や感染などがない普通の急性腰痛ならば、最初痛くてもあまり安静にしすぎない方が結果的には早く社会復帰できるといわれています。私の診療経験からもそう思います。

これに対して慢性腰痛の場合は、炎症だけでなく、脊椎の変形、神経痛、筋肉などの疲労、血行障害、骨粗鬆症《こつそしょうしょう》、姿勢の問題、仕事、学業、運動不足、冷え、ストレス、心因性などいろいろな原因が複雑に絡み合います。急性腰痛の場合と異なり、消炎鎮痛剤だけではなかなか痛みが軽減しませんし、薬を止めるとまた痛みが再発します。もし原因がわかり、それを治せる、あるいは避けられるならよいのですが、必ずしも原因がはっきりしない場合や原因がわかっても避けられないこともしばしばです。仕事上どうしても同じ姿勢を強いられて重い物を持つ場合など、仕事を辞めるわけにはいかないので、その仕事の中で何か工夫することや、休日に散歩や体操をするなどの総合的な対策が必要です。基本的には、温めて冷やさないこと、適度な体操と運動をすること、湿布や飲み薬などの消炎鎮痛剤を上手に使うこと、コルセットを活用すること、病気を理解し、仲よく付き合うことなどが大切です。主治医とよく相談して自分に合った生活様式や治療を探しましょう。

腰痛各論

腰痛の原因は変形、骨粗鬆症、骨折、捻挫、（ぎっくり腰）、腰椎椎間板《ようついついかんばん》ヘルニア、坐骨神経痛、椎間関節症、腰部脊柱管狭窄症《ようぶせきちゅうかんきょうさくしょう》、疲労性腰痛、分離すべり症、不安定性脊椎、仙腸関節炎《せんちょうかんせつえん》、感染、悪性腫瘍の転移、脊髄腫瘍、側弯症、心因性、内科・婦人科・泌尿器科疾患、原因不明などいろいろあります。すべてを説明することは不可能なので、主なものだけ説明します。

変形性脊椎症　（「「変形」について」〔↓97頁〕）

病院で骨や関節のレントゲン検査を受け、医師から「変形しています」といわれたことはありませんか。たしかに骨が変形して神経を圧迫する場合や、関節軟骨や骨が変形して関節痛を起こすことはあります。しかし、必ずしも変形そのものは悪いものではないのです。普通の変形は加齢現象によるものです。歯がすり減るのも髪の毛が白くなるのもすべて同じです。痛みやしびれなどを起こす時は、それぞれの症状に対して何か対策を考えます。

骨粗鬆症《こつそしょうしょう》

のちに詳しく説明します〔↓186頁〕が、合併症として脊椎の圧迫骨折を生じやすくなります。骨折を一度生じると、患者さん本人にも家族にも大変な負担が生じます。骨折を予防するために骨粗鬆症を治療することが大切になってきています。脊椎の圧迫骨折で、さらに背中が丸くなる円背《えんぱい》を起こすことがあります。

●骨折などの外傷の痛みと時間経過

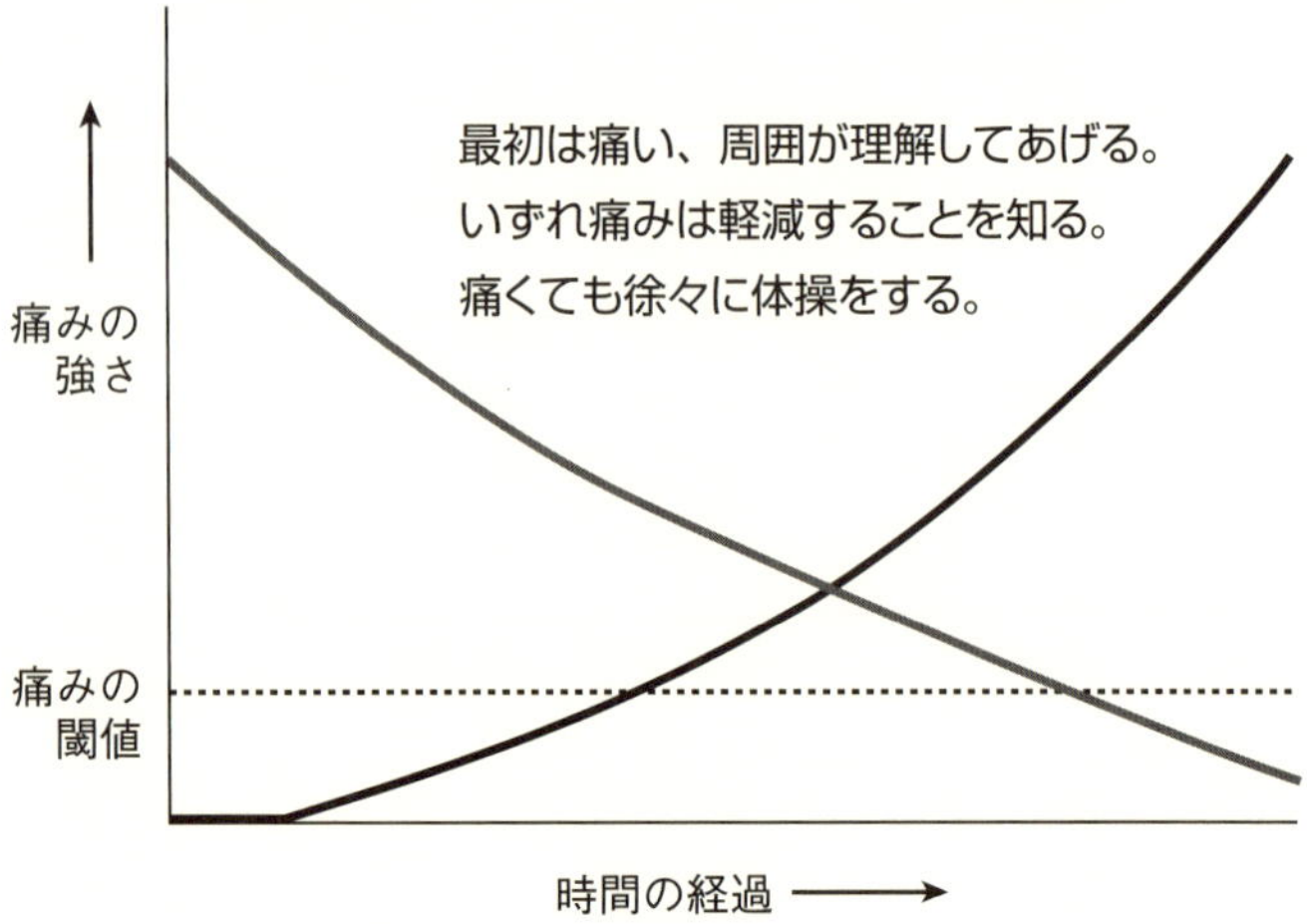
最初は痛い、周囲が理解してあげる。
いずれ痛みは軽減することを知る。
痛くても徐々に体操をする。
痛みの強さ
痛みの閾値
時間の経過

図8

脊椎の圧迫骨折

交通事故や転落など大きな外傷で起こることや悪性腫瘍の転移で起こることもあります。しかし、60歳以上の方に起こる場合は、骨粗鬆症が基礎にあって、簡単なケガで圧迫骨折する場合や、気がつかない間に生じることが多いのです。痛みは、激痛の時もあれば軽い時もあります。骨折初期ではレントゲンでもわからない時があり、痛みが続く場合、もう一度レントゲン検査をする必要があります。

骨折による強い痛みは、かなりつらいものです。動くと激痛が走り、何をするのもいやになります。その痛みを周囲が理解してあげるべきです。「我慢しなさい」などといわないでください。その時は、鎮痛剤を服用したり、坐薬を使ったり、コルセットで固定したり、いろいろな方法を組み合わせてください。鎮痛剤は副作用がない限り使う方が楽です。でも、骨折ならば徐々に癒合していき、痛みも軽減していきます。患者さん本人も、いつまでも「痛い、痛い」とばかりいって悲観せず、必ず痛みが軽減してくることを理解してください。希望が必要です。［図8］

そして、痛みの軽減と骨折の治癒具合にあわせて、多少痛くても少しずつ体操をしていくことが大切です。どの時期にどの程度動かしていくかは、主治医の判断によりますので、よく相談するようにしてください。脊椎圧迫骨折後、2～3ヶ月以上たって骨折は治癒しているのにもかかわらず、背中や腰の痛みが続く場合、長期の安静から生じた、背中や腰の筋肉の拘縮《こうしゅく》や弱りが原因となっていることがしばしばあります。そういう事態を防ぐためには、痛みが強い時はもちろん適度な安静が必要ですが、通常、数日から1～2週間後には、コルセットなど着用のうえ鎮痛剤を上手に使いつつ、少しずつ動かしていくことが必要です。少し痛いくらいに動く、体操するのがリハビリです。動くと痛いからといってじっとしてばかりいると、ますます動きはじめに痛みが強くなります。痛くても、少しずつ体操していくと痛みに慣れてきます。

ぎっくり腰

これは医学的用語ではありません。捻挫、骨折、椎間板ヘルニア、椎間板断裂などによる、急性の腰痛症の一般的な呼び名にしか過ぎません。治療はそれぞれの医学的症状によって異なります。

椎間板ヘルニアと坐骨神経痛（根性《こんせい》坐骨神経痛）

あまりにも有名な病名だと思います。

椎間板は、脊椎の硬い骨である椎体と椎体の間でクッションと関節の役目を果たす軟骨の一種です。椎間板が飛び出すのがヘルニアです。脱出、飛び出すという意味を英語では herniation ドイツ語では Hernia（ヘルニア）といいます。

椎間板が飛び出してもそれだけならば問題ないのですが、神経を圧迫すると神経痛が生じ、痛みやしびれや運動麻痺などが生じます。これが坐骨神経痛、坐骨神経麻痺です。ちなみに「根性坐骨神経痛」と「根性」がつくのは後に「神経痛」〔↓172頁〕で説明する、脊椎の外での圧迫が原因の坐骨神経痛と区別するためです。

ところで日本では、椎間板ヘルニアという病名が使われすぎている印象を受けます。腰痛の原因は前述したようにさまざまです。椎間板ヘルニアが原因の痛みや坐骨神経痛もたしかにありますが、それ以外が原因であったり、複数の原因がある腰痛も多いのです。また、ヘルニアにより神経が圧迫されても、すぐに神経痛が起こるわけではありません。神経は、徐々に圧迫される時、かなりの抵抗力があります。何かのきっかけで炎症が神経に起こると、痛みや麻痺を生じるのです。

20～50代の男性に多く、ついで10代、50～60代の男性にも多いのですが、女性にもしばしば見られます。部位は第4腰椎と第5腰椎間に一番多く、その次に第5腰椎と仙椎間に多く見られます。

症状は、腰痛と坐骨神経痛である下肢痛ですが、多くは片側の下肢痛をきたします。ヘルニアが大きい場合は両方の下肢痛をきたすこともあります。下肢痛はしびれやだるい感じ、突っ張る感じの場合もあります。また、腰痛が主で下肢痛が少ない時や、下肢痛が主で腰痛がほとんど無いこともあって診断に注意を要することもあります。慢性にゆっくりと症状がでてくる場合と急性に発症する場合がありますが、多くの場合は運動や労働などの負荷で症状が悪化し、安静にすると軽減します。

診断は神経学的所見とレントゲン検査からある程度予測できますが、ＭＲＩ検査で部位と程度を確認します。ＭＲＩ検査はじっとしているだけでできるとても有用な検査ですが、側方ヘルニアといって、ヘルニアが脊柱管の中ではなくて側方に出ている場合は、診断がつきにくい場合があるので注意が必要です。

保存的治療では、まず患者さんのこの病気に対する意識が大切です。多くの腰痛の患者さんは診察に来られた際、とても不安気な表情をしています。「治るのかな?」「将来もずっと腰痛に悩むのかな?」「仕事が続けられるかな?」などと心配されます。将来どうなるのかとの不安があって当然ですが、ほとんどの場合、手術をしなくてもよくなることを知っていただきたいと思います。保存的治療により治ってもまた再発するのではと心配する方も多いかもしれません。たしかに同じ部位での腰椎椎間板ヘルニアの再発も違う部位での新しいヘルニアも起こりえます。しかし再発するかしないかはわからないことなのであまり心配する必要はありません。風邪をひいて治った後、再発するかなと悩む人はあまりいないと思います。また風邪をひけば治せばよいのです。こじらせて肺炎にならないよう注意すればよいのです。いつも私は患者さんにそのように説明しています。一度飛び出した椎間板が吸収されることもあるのですが、飛び出したままでも神経の炎症が静まれば、痛みは軽減します。たとえば口内炎は痛いものですが、炎症が治まれば歯が頬に当たっても痛みを感じなくなります。靴ずれも痛くて歩けないこともありますが、炎症が治まれば靴が当たっていても平気になります。

安静は絶対必要なものではありません。症状が強ければ安静にすればよいのですが、安静にしすぎると日常生活に復帰するのが遅くなる傾向があります。短期間安静にして、その後はコルセットや非ステロイド性の消炎鎮痛薬の服用などをしつつ、少しずつでもゆっくりと生活していく方が結果的には早く治ります。症状にあわせてペースダウンすることです。そして少しずつ動きをアップしていくのが肝要です。

症状が強ければ消炎鎮痛剤を副作用に注意して使います。胃の弱い方には、経口薬よりも坐薬の方がより強力で安全です。不安が強い時や神経痛が強い時は抗うつ薬(マイナートランキライザー)を消炎鎮痛剤と併用するとよい時があります。べつに「うつ」ではなくても、痛みにより不安が増す傾向があるため、少量のマイナートランキライザーを併用すれば、消炎鎮痛剤を増やして胃腸障害を起こすよりも効果的に腰痛や下肢痛を減らすことができます。神経痛に対しては、ビタミンB_{12}を服用します。

下肢の神経痛が強い時には硬膜外ブロック療法が効果的です。ただし血圧の低下や感染に十分注意する必要があります。神経根ブロックもありますが、これは治療としてよりもむしろ、どの部位の椎間に痛みの原因があるかを検査する時に使われます。

日常生活の注意も大切です。急性期にはあまり重いものを持たない、同じ姿勢を続けない、背中を反らした格好を続けない、重いものを持つ時には近づいて、足を前後にずらし、気合いを入れて持つ、などいろいろあります。

体操は、急性期を過ぎて痛みが少なくなった時から徐々に開始します。体を前後、左右、などにゆっくり動かすことから始めてあくびや背伸びのようなストレッチを１日に何回か行うことが重要です。適度な歩行で腹筋や背筋を鍛えてください。

コルセットは急性期には効果的です。コルセットによって腰部を固定するためというよりは、周りから締めることにより、内臓などの柔らかい組織でも上半身の体重を受け止めることができるようになり、腰椎にかかる荷重を軽減することができます。樽に「たが」をはめる感じです。しかしあまりコルセットを使用しすぎると、かばいすぎて腹筋や背筋が弱るため、症状が軽減したらはずすようにし、仕事の時だけ使用するようにしてください。基本的には初めから腰部を温めると楽になります。腰椎牽引は急性期にはよくありません。かえって腰痛などが悪化することがあります。また、中年以降の腰椎椎間板ヘルニアには加齢による変性現象が加わっていることが多く、牽引しても効果がないかむしろよくないこともあります。先ほど述べた軽い体操などの方が必要だと思われます。

保存的治療を1～3ヶ月行っても痛みが強くて生活に困る時や、足関節が背屈できないなどの運動麻痺や排尿・排便障害などの膀胱《ぼうこう》直腸障害がある時は、前述のように主治医と相談して手術を行うこともあります。

基本的には手術は後方からのヘルニア摘出術が多いのですが、顕微鏡を使用することにより成績が向上しています。腰椎の固定術を併用したりすることもあります。脊椎の手術は他の手術より少し難しい点があります。うまく説明できないのですが、手術は完璧にできたと思っても患者さんの痛みやしびれが残ることも少なくありません。また、椎間板を摘出する手術は下肢の痛みやしびれや麻痺を主に軽減するための手術ですが、メスを入れることにより、筋肉や骨や椎間板を傷つけることになり、かえって腰痛は残ることがあります。

レーザーによる経皮的椎間板減圧術が一時期マスコミなどにも盛んに取り上げられました。私が神戸市立医療センター中央市民病院の整形外科に勤務していた時に、この技術を導入しようと当時の部長と相談してかなり勉強したことがあります。しかし、現在までのところ、いろいろ意見は分かれていますが、レーザーで治る椎間板ヘルニアの症例はある程度限られている、若い人の軽いヘルニアにのみ適応がある、その場合はレーザーをしなくても保存的に治る可能性が高い、などといわれています。結局、その病院では導入しませんでした。

最近広まりつつある手術法として脊椎内視鏡下手術法があります。私が勤務医の頃はまだ一般的ではありませんでした。最近ではトレーニングを受けた専門医が増えています。あらゆる手術にはその功罪があり必ずしもよいとは限らないので、詳しくはインターネットなどで調べて専門医に相談してください。

最近ではヘルニアのほとんどの症例は保存的に治療できて、手術を必要とすることはとても少ないといわれています。以前は日本でも腰椎椎間板ヘルニアの手術がかなり多く行われていました。最近では保存的に治療できることが医師にも患者さんにも認識されるようになり、手術することは限られてきつつあるようです。もちろん、下肢の麻痺が強い場合や尿や便の排泄障害がある場合は手術が必要ですが、むしろ手術を必要とするのは社会的適応のため、つまり時間がなくて早く治療したい人などかもしれません。乱暴ないい方ですが、医師が患者さんに対して立場の強い開発途上国では、腰椎椎間板ヘルニアに限らず手術が多い傾向があると思います。思い切って手術をした方がよいこともありますが、なるべく保存的に頑張るべきでしょう。術後は必ずしもバラ色ではなくて、下肢の症状が多かれ少なかれ残ることも十分あります。

ちなみに、アメリカでは腰椎の手術がかなり多いのですが、これは国による国民皆保険がないため、民間医療保険会社が、保存的治療で長期間通院するよりも、手術による短期治療によって医療費を低く抑えようとするのがひとつの理由だといわれています。

椎間関節性の痛み（ファセットペイン）

脊椎の前方には、椎間板というクッションを兼ね合わせた関節があります。後方には左右一対の椎間関節（ファセット）という関節があります。この３つの関節で脊椎は動くためにいろいろな障害も起こります。いわゆる、ぎっくり腰のひとつの原因である椎間関節の捻挫や炎症、そして加齢現象による変形性関節症などが生じます。

従来、整形外科の教科書では、椎間関節性の痛みは軽視されてきましたが、一部の整形外科医はこの椎間関節の痛みを重視してきました。私も以前から椎間関節による痛みが腰痛の中に占める割合が多いと考えています。特に開業して多くの腰痛患者さんを診察することにより、ますますその考えが強くなっています。椎間関節の痛みは臀部《でんぶ》まで放散することもしばしばあるため、多くの整形外科医が、椎間板ヘルニアによる根性坐骨神経痛と混乱している可能性があります。治療ですが、椎間関節の捻挫や炎症は、たとえば足関節の捻挫や炎症と同じように考えればよいのです。最初はやや安静あるいはペースダウンし、痛みに応じて消炎鎮痛剤などを使用しつつ、少しずつ体操などで日常生活に復活していきます。そして予防としての日常生活の注意も大切です。急性期にはあまり重い物を持たない、同じ姿勢を続けない、背中を反らした格好を続けない、重い物を持つ時には近づいて、足を前後にずらし、気合いを入れて持つ、などいろいろあります。体操は急性期をすぎて痛みが少なくなったら早めに始めましょう。

腰部《ようぶ》脊柱管狭窄症《せきちゅうかんきょうさくしょう》

みのもんたさんが手術をしたことで有名にもなった、腰部脊柱管狭窄症は椎間板ヘルニアや骨の

●腰の動きと狭窄の変化

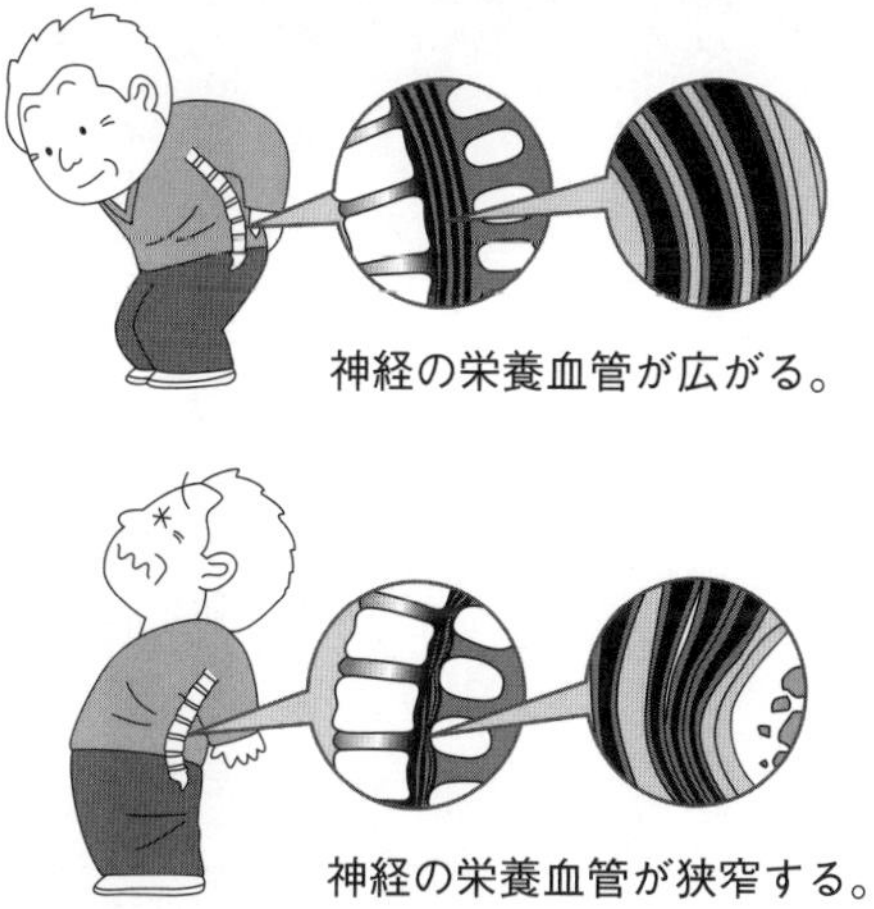

神経の栄養血管が広がる。
神経の栄養血管が狭窄する。

図9

変形、すべり、靱帯《じんたい》の肥厚などにより脊髄（馬尾）神経の通り道が狭くなって神経の症状が出る病気です。［図9］典型的な症状は歩き出してしばらくすると、腰やお尻や下肢のしびれや痛みが生じ、休むと楽になるまた歩ける、特にしゃがんで背中を丸くすると楽になるというものです。治療薬として、ビタミンB_{12}や神経の血行をよくする薬剤が使われます。硬膜外ブロックも有効な治療法です。

薬やブロックなどをしても症状がかなり悪い場合には手術を行います。

疲労性の腰痛

かなり多いと思われる、腰痛の原因です。たとえばハイキングなどで長く歩いた後に、腰が張ったような重だるい感じがする時は、脊柱起立筋などの筋肉の疲労が原因であることが多いのです。この場合は、夜にゆっくり休み、お風呂やシャワーで疲れた筋肉の血行をよくし、湿布などで消炎鎮痛をするのが一番です。さらに、軽いストレッチが有効です。軽いマッサージはこわばった筋肉をほぐして血行をよくするので有効ですが、強いマッサージや指圧は逆効果です。筋肉を傷めて回復が遅くなります。

骨粗鬆症などで円背になると、いつも前方に上半身が傾いているために疲労性の腰痛が起こりやすくなります。円背は、「背中が曲がるのは、体の防御反応?」〔↓100頁〕でも説明したように、神経の通り道を広げる効果や、転倒した時にダメージが少なくなるなどのよい効果もあるのですが、疲労性腰痛が生じやすくもなります。対策として、外出時には杖を利用する、こまめに休憩をとる、背伸びなどの体操をときどきする、湿布やコルセットをしてから出かけるなどの工夫をしましょう。

分離症《ぶんりしょう》

腰椎椎弓の上下の関節突起間の疲労骨折と考えられています。第5腰椎に多くみられますが、その他の腰椎にあることも、左右の両方ではなくて片側性のことや多椎間性の場合もあります。一般の人でも100人中に1~2人は症状があるなしにかかわらず、この分離症があるといわれています。スポーツでよく腰を動かす青少年には、一般の人の数倍、分離症が多いといわれています。腰椎X線写真の斜位像で診断がつくことが多く、CTで診断が確定することもあります。

青少年に初期の腰椎分離症が発見されたときには、スポーツなどを中止し、軟性コルセットなどをしっかりと3~6ヶ月装着すれば、分離部が骨癒合することとあります。青少年でも分離症が生じてから長い期間が経過した場合や、成人の場合は骨癒合しません。しかし、このような慢性期の場合は腰痛もあまり強くありません。痛い時だけにコルセットや消炎鎮痛薬を使用し、むしろ軽い体操などをして日常生活は普通に行い、スポーツもあまり激しくなければ継続してもよいと思われます。

また、次に述べるすべり症を徐々に合併する場合と、そうならない場合があります。どうしても分離部の痛みが強く、日常生活に支障が多い場合にのみ手術を選択します。

すべり症

椎骨が下の椎骨に対して多くは前方へ、時には後方へずれた状態です。先天性、分離によるもの、加齢が原因の変性によるものなど原因はさまざまです。

腰痛がある場合には局所の安静や温熱療法や消炎鎮痛剤などの治療を行います。外出時にコルセットで固定することも有効です。神経障害があればそれに対する治療を行いますが、どうしても神経痛が強い場合にのみ手術をします。

私は第5腰椎のすべり症と腰部脊柱管狭窄症があり、両方の下肢がしびれますが、仕事もゴルフも薬を服用しつつ、ほぼ普通にしています。ゴルフの飛距離は落ちましたが、これは仕方がないと思っています。もっと下肢の症状が強くなれば友人に手術を頼めばよい、とあまり深く考えていません。

不安定性脊椎

背骨（脊椎）は、椎体と呼ばれるたくさんの骨が上下に連なってできています。それぞれの骨の間には椎間板や椎間関節という関節がたくさんあります。これらの関節の一部がぐらぐらになり不安定になる状態を不安定性脊椎といいます。原因は過度のスポーツなどによる分離症、加齢によるものや手術の影響などがあります。関節はもともと動くようにできていますが、正常以上にぐらぐらになると痛みや神経麻痺などを生じやすくなります。このぐらぐら状態を治療するのはかなり難しいことです。関節の変形、摩耗、筋力の低下などが複雑に絡み、よい治療法があまりありません。腹筋や背筋を鍛えることはもちろん必要ですが、それだけではぐらぐらの状態を改善することは困難なので、軟性あるいは硬性のコルセットなどで固定をするくらいです。たとえ手術をするにしても、もともと動く関節を固定してしまうことにより、その後の生活への影響も生じやすくなります。股や膝の人工関節のような脊椎の人工関節は、現時点ではまだまだできないようです。

仙腸関節炎《せんちょうかんせつえん》

脊椎の下の方にあり、仙椎と骨盤の腸骨を結合する大きな関節が仙腸関節です。臀部の柔らかい筋肉の部位の少し内側に左右にある関節で、脊椎と骨盤をつなぐ、つまり上半身と下半身をつなぐ大切な関節だともいえます。ここに関節炎をきたすことがあります。強直性脊椎炎や掌蹠膿疱症《しょうせきのうほうしょう》という特殊な病気にも、仙腸関節の病変が伴います。

しかしそのような特殊な場合でなくても、仙腸関節はしばしば痛みを生じることがあります。難治性腰痛のひとつの原因に、仙腸関節炎があるともいわれています。整形外科医の間でもこの仙腸関節炎に関して、重要視するグループやそうでないグループなど、意見が分かれます。

症状は腰痛および臀部痛が多いのですが、その他下肢のしびれや上半身にまで影響があるとの意見もあります。特に座っている時に症状が出やすいようです。

仙腸関節炎は、レントゲン検査やＭＲＩ検査などでもはっきりとした診断をつけにくい病気です。また、治療法もさまざまです。ストレッチや同じ姿勢を続けないなどの生活上の注意に加え、消炎鎮痛剤の経口・局所注射などを組み合わせます。私は詳しくありませんが、一部の医師は関節運動学的アプローチ（ＡＫＡ―博田法）で治療しています。詳しいことは日本関節運動学的アプローチ（ＡＫＡ）医学会のホームページ（http://www.aka-japan.gr.jp/）を参照してください。

悪性疾患による腰痛

乳癌、肺癌、胃癌、前立腺癌など、他の臓器からの癌の転移に注意が必要です。転移が初めに見つかって、それから原発の癌を探すということもあります。癌の転移による腰痛の場合、一概にはいえませんが、消炎鎮痛剤がほとんど効かないか一時的な効果に止まり、動いたときの痛みだけでなく、安静時に痛みがあることが特徴的です。末期癌の特徴である、るい痩《そう》や全身の倦怠感なども現れることもあります。

治療は原則として原発巣の担当の医師が中心となっておこないますが、痛みや脊髄麻痺がある時は整形外科的な治療も必要となります。その時は原発巣の担当の医師と整形外科医や放射線科医などが相談し、協力しながら治療を行います。

腰痛の原因について

以前、500人以上の腰痛専門家あるいは腰痛に興味のある整形外科医が参加した、腰痛に関する研究会がありました。会場では、腰痛の原因として、椎間板を重視する発表者と椎間関節を重視する発表者、仙腸関節を重視する発表者の3名が順次研究発表しました。その3名がそれぞれ腰痛の原因として発表した、椎間板、椎間関節、仙腸関節が腰痛の原因に占める割合を合計すると100%をはるかに超えて、約200%になっていました。つまり三者三様に腰痛の原因を考えているということです。腰痛の原因に関しては、日本でも世界でもまだまだ定説的なものがないということを示していると思います。整形外科医の間だけでも腰痛に対する考え方がさまざまなので、民間療法も百花繚乱状態です。腰痛の原因究明は難しく、医学のレベルも腰痛に関してはいまだ道半ばと感じています。ただ、腰痛に関する私見では、椎間関節性の腰痛がかなり多いのではないかと考えています。

腰痛への日常的対策

　腰痛のための体操ですが、前にも述べたようにたくさんの種類があり、決定的な体操は存在しないといえます。病気やケガの種類や程度、回復時期にもよりますし、患者さんの状況にもよります。また関節の動く範囲を広げる体操、筋力を強くする体操、こりをほぐす体操などさまざまです。あまりいっぺんにするのではなく、自分の状況にあった体操を少しずつやりすぎない程度に、しかし毎日着実に、気楽にすることだと思います。「継続は力なり」です。まず、体や腰をほぐす気持ちが大切です。一番簡単な方法は、座って両手を頭の上に伸ばし体を左右前後に軽く動かす体操です。あくびや背伸びの要領でよいと思います。【図10】さらに腹筋や背筋を鍛えることにより、筋肉がコルセットの代わりになり腰痛の予防や治療に重要な役割を果たしてくれます。特に腹筋が大切です。腹筋を鍛えるためにあまり強力な体操をするとかえって筋肉を傷めることがあります。１日30分程度の軽いウォーキングが、自然に腹筋や背筋などをバランスよく鍛える一番よい方法です。【図11】

　立っている時の姿勢ですが、一般的に腰痛は上半身を前へかがめると楽になり、反対に後ろに反ると痛みが増悪する傾向にあります。長い時間立つ時に、いわゆる「気をつけ」の姿勢で腰を反ったままにすると、腰痛や下肢痛が強くなる可能性があります。反対にどちらかの下肢を前に出し、いわゆる「休め」の姿勢で立っていると、腰椎の反りが少なくなり腰痛や下肢痛が軽減しやすくなります。たとえば、ＪＲ西日本の快速電車や新快速電車の入口横の座席にある背もたれには、腰の

●筋肉や関節をほぐす体操

（立って行なうと危険なので座ってしましょう）

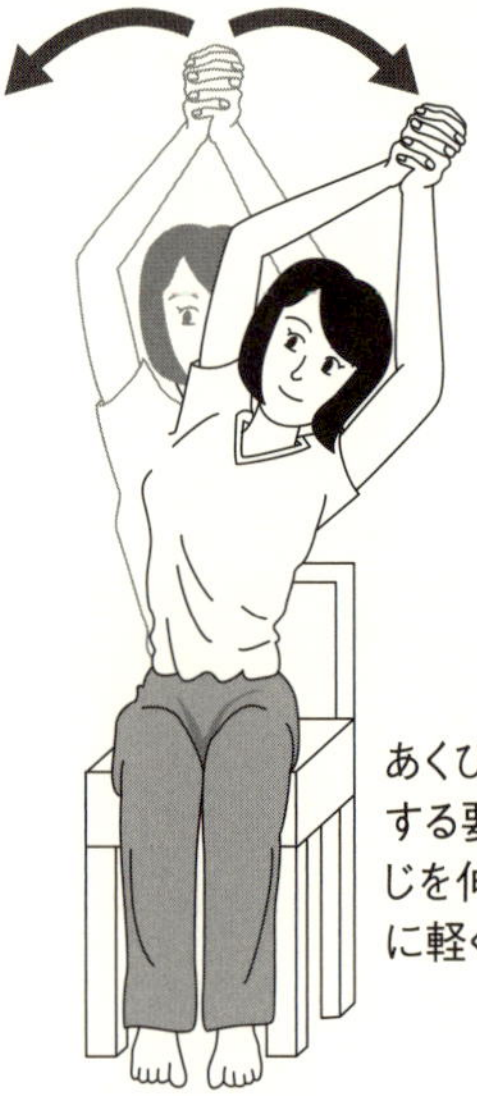

あくびや背伸びをする要領で、背すじを伸ばして左右に軽く体を曲げる。

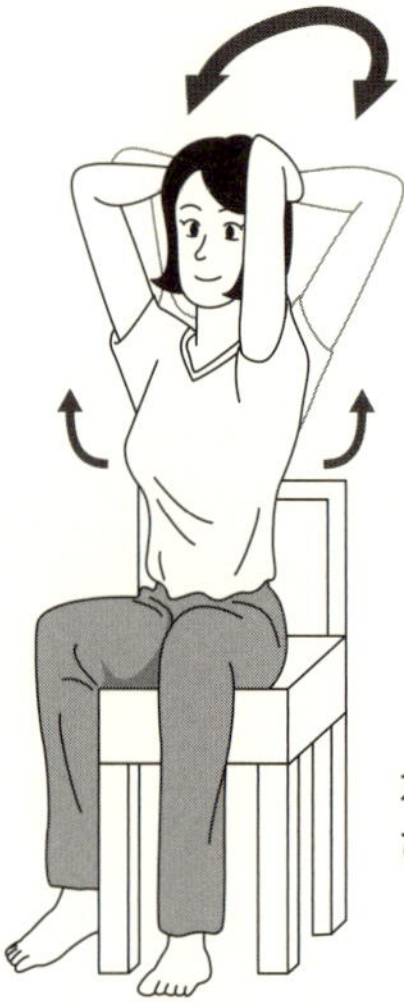

左右に軽くひねる。

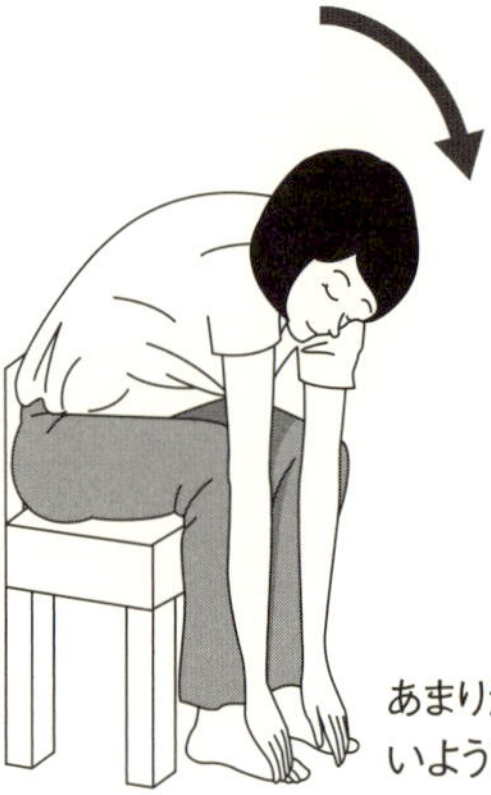

あまり深く曲げないように。

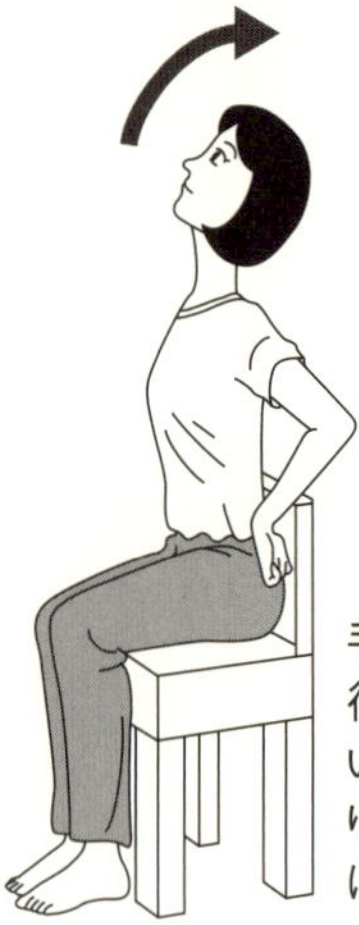

手を腰に当て、後ろに転ばないようにゆっくり上体を後ろにそらす。

図 10

●ウォーキングをしましょう

安全で簡単なウォーキングにより自然に腹筋や背筋もきたえられ、体のバランス感覚もよくなります。

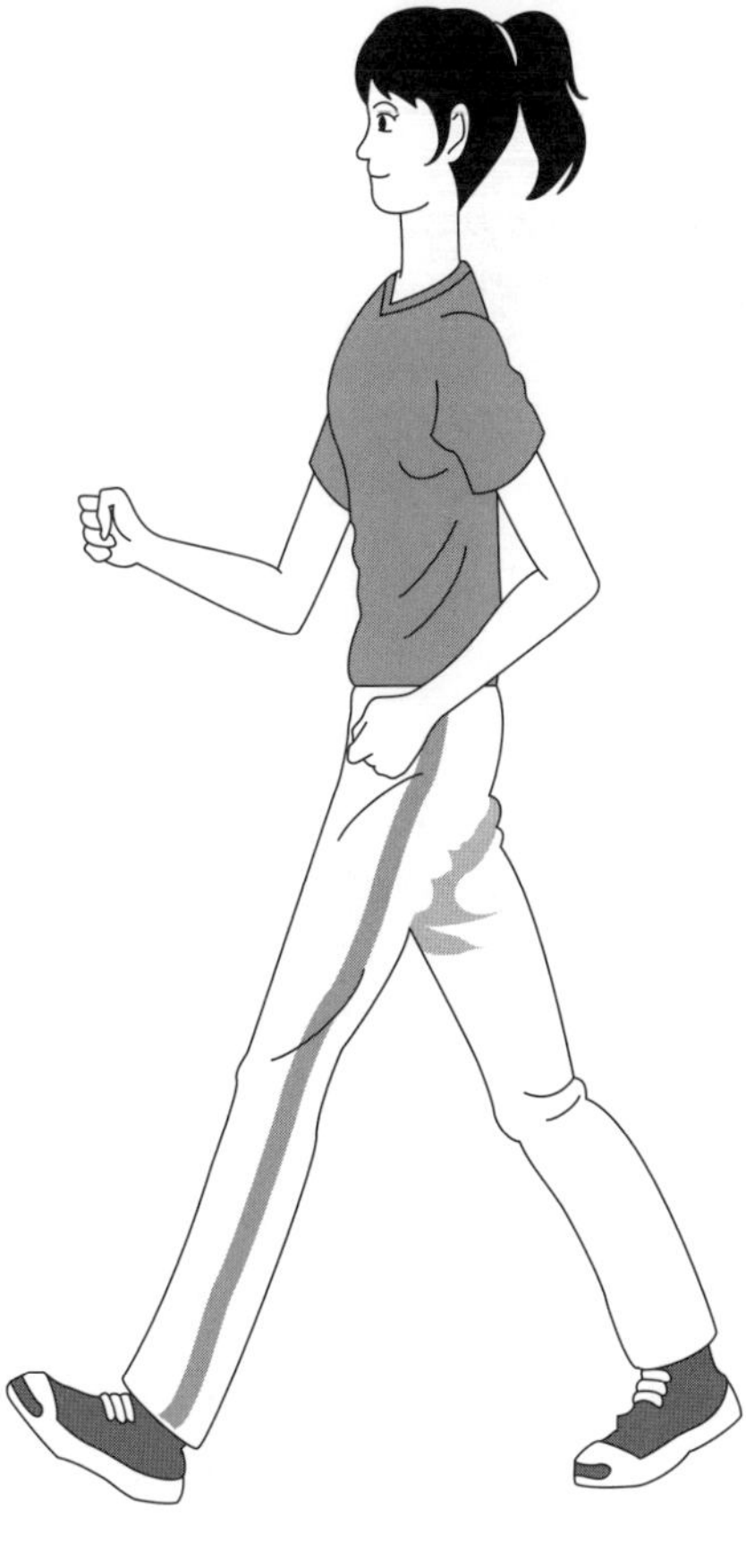

通勤や買物などで
歩く時間を含めて、
1日30〜40分を
目標にしましょう。

図 11

●立って下を向いて作業をするときの注意

小さな台に片方の足を
乗せて左右の足を
時々交代する。
必ずしも台がなくても、
左右の足を前後にずらせば
効果があります
（休めの姿勢）。

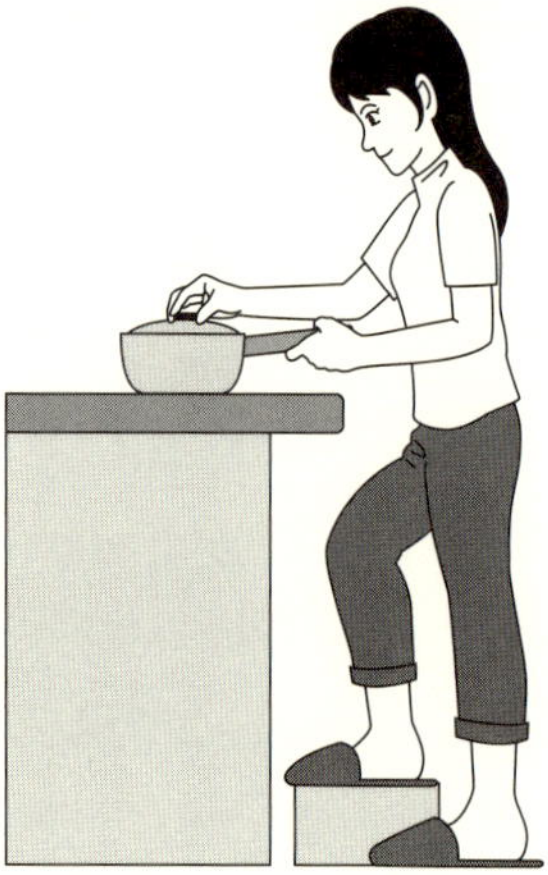

図12

あたりに少し出っ張りがあります。ここにもたれる時に、お尻を出っ張りに軽く乗せ、少し膝を曲げて立つと、腰椎の反りが減って楽になるという人間工学の考えによっています。満員電車の中でつり革につかまって立つ時も、バランスを取るために左右に下肢を広げるよりは前後に広げる方が腰には楽な姿勢になります。［図12］

寝る時の注意ですが、立つ時と同じような意味で、仰向けにまっすぐ寝るとお尻が沈み込んで腰椎が反る形になり神経根や関節や靱帯を圧迫して腰痛が悪化することがあります。斜め上向きか横向きになり腰と膝を軽く曲げた格好で寝るのが一番楽です。仰向けに寝たい時は、膝の下に柔らかいものを入れて膝を軽く曲げるようにすると楽に寝ることができます。［図13］

どのような病気でも同じでしょうが、腰痛が続く時は整形外科医を一度受診してください。腰痛

●寝るときの注意

よい寝方　仰向けでひざの下にクッションを入れるか、
横向きで、ひざを軽く曲げる。

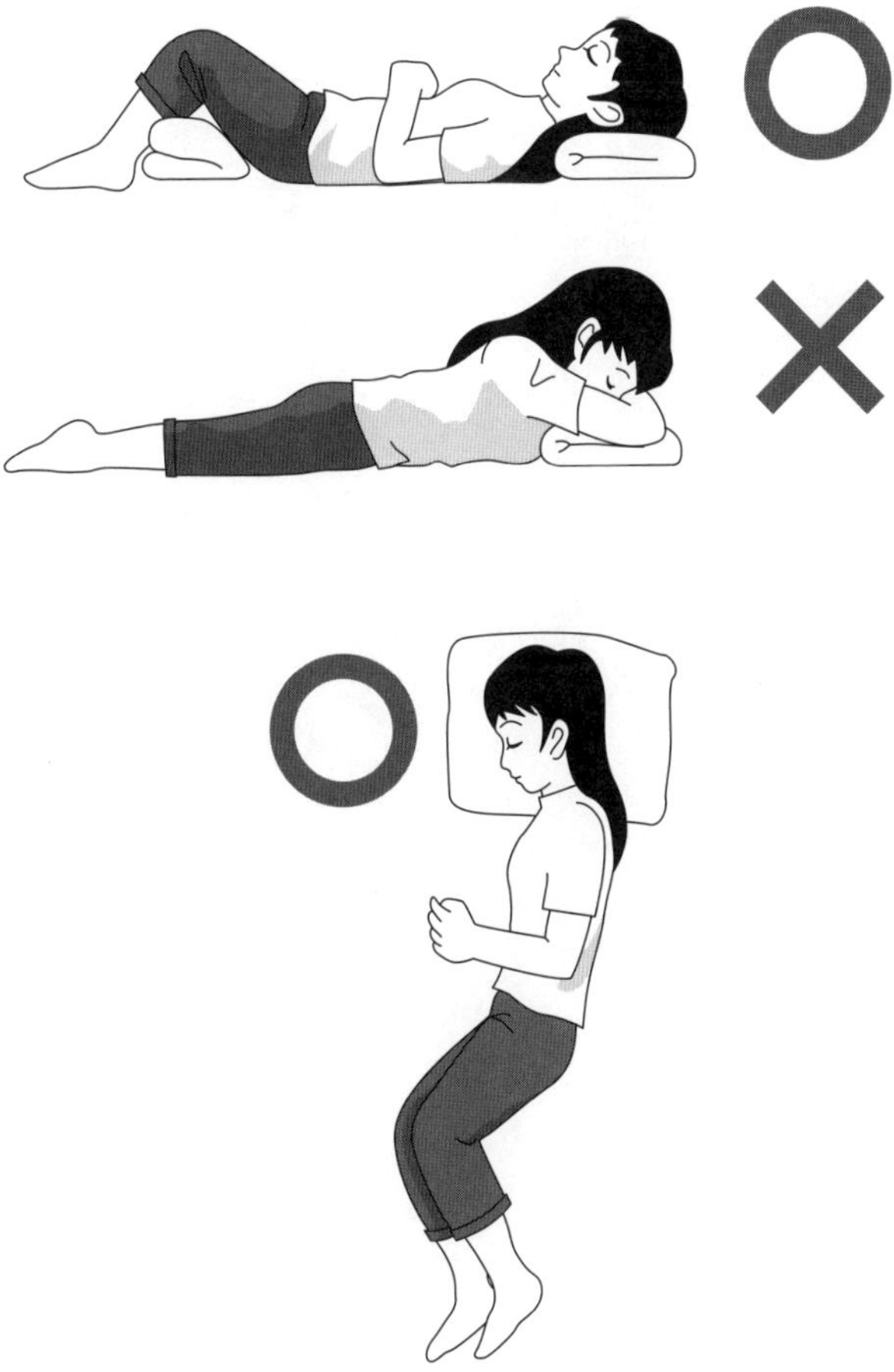

図13

の原因が何であるのか、重大な病気であるのかないのか、どのような治療、生活習慣が適切なのかを主治医とよく相談してください。そして慢性タイプの腰痛ならば、生活を工夫し、上手に薬なども使いつつ、じっとしすぎないで、簡単な体操をいつでも気楽に行いながら腰痛と仲よくつきあってください。そして健康寿命を伸ばしましょう。

膝痛（変形性膝関節症）

膝にはいろいろな病気がありますが、ここでは変形性膝関節症についてのみ説明します。

膝関節が局所的に、年齢や使いすぎ、その他外傷や感染などの原因により変性した状態です。最初に軟骨がすり減り、進行すると骨まで変形します。この変形性膝関節症と区別するものには、たとえばリウマチ性膝関節炎や痛風性膝関節炎、感染性膝関節炎、大腿骨の膝の部分の壊死症などがあります。「変形性関節症とは」〔↓99頁〕で述べたように、女性が男性より多いのですが、その理由はわかっていません。

症状は膝関節の痛みと腫《は》れなどです。初期の間は、動き始めの痛みが特徴的です。長く座っていて急に立つ時や、階段の下りや歩き始めに多く、歩き始めると痛みが軽減します。進行すると、歩行時にも常に痛みを感じるようになり、関節の曲げ伸ばしに制限を生じたり、夜間に寝ていても痛みを感じたりすることもあります。

治療ですが、まずは肥満がある場合は、少しでも体重を減らすことが大切です。もし体重を減らすのが難しい場合は、減らすというより、これ以上体重を増やさないことが大切です。走ったり飛んだり重い物を持つなどの無理をしないことや、冷やさないこと、信号で急に走ったりして捻挫などのケガをしないこと、運動しすぎないことが重要です。ゆっくり歩いて、ゆっくり行動するように心がけてください。関節を温めたり保温したりすることも大切です。そして一番大切なのは、関節周囲の筋力を増強して、関節を守る筋肉のサポーターを作ることです。太ももの前の大腿《だいたい》四頭筋《しとうきん》という筋肉を鍛えます。膝の下にタオルなどをたたんで置いて、それを手を使わず膝で床へ押し下げる運動が、一番安全で効果的だといわれています。寝たまま、あるいはイスに座って、下肢を挙上するだけでも、この筋肉が強くなります。イスに座って、膝関節をゆっくり曲げたり伸ばしたりするのもよいでしょう。若い人は、足首などに重りをつけるのもよいのですが、50歳以上の方は重りをつけない方が安全です。下肢はそれだけで十分重いものです。大腿四頭筋の強化には、「ロコモティブシンドロームって何？」〔→125頁〕でも説明したように、浅い軽いスクワットがとても有効なのですが、膝関節の悪い人には体重がかかる運動であるスクワットそれ自体が軟骨を摩耗させるので、控えた方がよいと思います。水中で歩行するのは体重がかからず、同時に筋力が強くなるのでとてもよいのですが、冷えないように注意しましょう。自転車やエアロバイクも体重がかからないので有効ですが、負荷をあまりかけすぎない方が安全です。

　その他、家のトイレが和式なら洋式に変更したり、トイレや階段に手すりをつけたり、また布団よりもベッドで生活する方が上下の移動距離と膝関節の曲げ伸ばしの角度が浅くなり楽に生活できます。

痛みが強い時はあまり我慢しないで、副作用のない限り、消炎鎮痛剤の経口薬、湿布、塗り薬、坐薬などを短期間使います。さらに痛みが続く時は、関節の痛みや腫れを止めるステロイドホルモンを1~2回に限って関節内に注射することもあります。また、ヒアルロン酸を関節内に定期的に注射することにより、持続的に痛みを軽減できるようになり、かなり有効な治療法となっています。サポーターなどの装具も適宜上手に使用すると効果的です。

どうしても、保存的治療では痛みが軽減せず、関節の変形が強く、日常生活に支障がある時は手術を選びます。手術には、関節鏡視下手術、骨切り術や人工関節置換術などがありますが、最近の人工関節は、耐用年数も長くなり痛みがかなり軽減するので、どうしても痛みの強い方にはお勧めです。人工股関節と同様に、人工膝関節手術も成績が安定している素晴らしい手術法です。全国に、人工膝関節手術の上手な整形外科医はたくさんいます。

ちなみに、正座をする民族は日本人と罪を犯した韓国人だけといわれています。京都に観光に来る外国人がお寺で抹茶を飲む時に正座すると、生まれて初めての経験にびっくりすることが多いと聞きました。日本でも若い人は正座をほとんどしなくなりつつあります。高齢化社会で膝を患う方が増え、お葬式などでもイスを使うことが多くなっていますが、日本古来の茶道や、華道、剣道はもちろん、家の中でも仏壇の前では正座をすることがあります。しかし、膝関節に障害があって、正座が何年もできていない場合、再び正座ができる可能性はかなり低いと思われます。正座ができなくなってまだ期間が短い場合は、再び正座ができる可能性があります。この場合、正座の練習には湯船の中で両手で風呂の縁を持って体重を支えつつ、お湯の中でゆっくり正座の練習をすれば、浮力で体重も軽くなっていてしかも温かいので効果的です。ただ正座は、膝関節にとっては深く曲げて体重という圧力をかけるかなり厳しい姿勢であるので、無理をしないようにしましょう。どうしても正座が必要な時は、何かお尻の下に敷くものを工夫してください。正座イスという名前でさまざまなものが販売されています。なお、人工膝関節の手術を受けた方は、一部の特殊な人工膝関節以外は正座が不可能になります。家の中のトイレを洋式にすることと同時に、よく行く外出先のどこに洋式のトイレがあるか、普段から把握しておくと便利です。

膝や腰にとって、しゃがみ込むことは正座と同様にかなりの負担になります。最近はガーデニングが流行っていますが、楽しくて夢中でしゃがみ込んだまま草引きや手入れをしていると、腰や膝に負担をきたして痛くなることがあります。園芸店には専用のローラーの付いたイスなどが売られていますが、もしよければ、今の風呂にあるイスを庭園に持ち出してそれに座って作業をしましょう。風呂用の小さなイスに腰を落として座るだけでも、かなり負担の軽減になります。隣に移動する時に、いちいちイスを動かす必要がありますが、それでも翌日に膝に水が溜まるよりはましかもしれません。風呂には新しいイスを買えば気持ちよいと思います。

しびれ

正座を長くした後の足のびりびりしたような感覚、抜歯の時の局所麻酔で歯ぐきが腫れて感覚がないような感じなど、しびれは人により感じ方はさまざまだと思います。多くの場合は、次に説明する神経痛のひとつの症状であることが多いのですが、血行障害や後に説明する全身性の糖尿病などによっても起こります。

元の病気の治療が必要になりますが、しびれそのものを治す薬剤はありません。原因がはっきりしない場合や大きな問題がない時は、しびれに慣れることも必要になります。

神経痛

整形外科領域で起こりうる神経痛はさまざまなものがあります。神経は、脳や脊髄の中枢神経と、その枝である末梢神経に分類されます。頸椎や胸椎の脊髄神経が、ヘルニアや変形や脊髄腫瘍などで圧迫されると、脊髄の麻痺によるさまざまな症状が起こります。また、末梢神経がどこかで圧迫されたり、引っ張られたり、傷んだりすると、その場所から先にかけて神経麻痺の症状が起こります。

神経麻痺、神経痛の症状はさまざまなものがあります。運動障害としては脱力、筋力低下が起こります。感覚障害としては、痛み、しびれ、熱い、冷たい、分厚い靴下をはいている感じ、膜をへだてている感じ、砂を噛んでいる感じ、ざらざらする感じ、冷たい水が流れる感じ、など表現はさまざまです。

ここでは代表的な整形関連の神経痛を起こす病気について、説明します。

頸椎椎間板《けいついついかんばん》ヘルニア

椎間板の変性により、髄核が後方や後側方に脱出し、脊髄や神経根を圧迫する病気です。第5と第6頸椎間、第6と第7頸椎間、第4と第5頸椎間の順に多く見られます。上肢の痛みやしびれがなくて、頸部や肩の痛みだけの場合もあり、筋肉痛と診断されることもよくあります。ヘルニアが大きくて脊髄全体を圧迫する場合は、手全体や下肢の麻痺、しびれなどを生じ、ヘルニアが左右どちらか一方へ突出する神経根性の場合は、片方の上肢に放散する痛みやしびれ、麻痺を生じます。

レントゲン検査では診断がつきにくい場合、ＭＲＩ検査、脊髄造影検査などをすることで、部位や大きさを確認します。

治療ですが、頸椎の安静が大切です。場合によっては頸椎カラーを装着することもあります。さらに牽引、消炎鎮痛剤や筋弛緩剤の投与、手のしびれに対してはビタミンB_{12}の投与、やや高めの枕の使用など、日常生活に注意します。痛みが激烈な場合、患者さんによっては「片方の腕を切り落としてほしい」「象に踏まれているくらい痛い」などと痛みを表現される方もいらっしゃいます。それほど頸椎性の神経痛は痛いことが多いのです。痛みは昼間何かをしている時は紛れやすいのですが、夜間静かな時ほど強く感じます。私の印象では整形外科的疾患の中で、頸椎性の神経痛が一番痛みの強い部類にはいると思います。痛みが強い時は、ステロイドホルモンを経口あるいは注射で短期間使用します。場合によっては神経ブロックを数回行います。

保存的治療をしてもどうしても治癒せず、痙性《けいせい》歩行障害や手指の麻痺をきたす時や、排尿障害がある時は手術を行います。

変形性頸椎症（頸椎症、頸椎骨軟骨症）

頸椎の椎間板や骨、靱帯の加齢による変性、変形により「骨棘《こつきょく》」と呼ばれる骨の出っ張りなどが神経根を圧迫する場合や脊髄そのものを圧迫して症状をきたす、中年以降に多い疾患です。椎間板ヘルニアは単純に椎間板が飛び出すのに対して、変形性頸椎症は加齢現象が加わり、椎間板だけでなく、それ以外の組織も神経の圧迫に関与します。ただ、だれでも年齢とともに多かれ少なかれ骨の変形をきたすので、レントゲン検査で変形がみられても症状がなければ病気ではありません。テレビの健康番組でこの骨棘をとても怖いものとして放映することがありますが、単なる骨の変形です。神経を圧迫する時だけ問題になります。

症状としては首や肩の痛みや、神経根症状としての上肢のしびれ、痛み、麻痺など、脊髄症状としての上・下肢の痙性麻痺、排尿や排便の神経性の麻痺である膀胱直腸障害、歩行障害などをきたすことがあります。

診断にはレントゲン検査やＭＲＩ検査、脊髄造影などが行われます。

治療としてはまず保存的には、頸部の温熱療法や消炎鎮痛剤の投与、頸椎牽引などを行い、カラーを装着することもあります。保存的に治療してもどうしてもよくならない時や、麻痺が進行してボタンをはめたり字を書いたり、箸を持つことなどが困難になった場合や歩行障害が出るような重い麻痺の場合は手術を行います。

頸椎《けいつい》後《こう》縦《じゅう》靱帯《じんたい》骨《こっ》化《か》症《しょう》

頸椎椎体、椎間板の後面にあり脊柱管の前壁をなす後縦靱帯が骨化して脊髄を徐々に圧迫し、脊髄症状を引き起こす疾患です。日本で初めて発見され、アジア人に多く欧米人には少ない厚生労働省指定の「難治性疾患」です。遺伝因子が強く関与することはわかっていますが詳しいことはまだわかっていません。脊椎のいろいろな部位の靱帯骨化をきたす疾患の一部分症ともいわれています。

特殊な難病といわれた時代もありましたが、外来では症状のない軽度のものを含めれば、案外この疾患を持つ患者さんが多い、という印象を受けます。

症状は後縦靱帯骨化が大きくなり、脊髄を徐々に圧迫したり、あるいは転倒や交通事故の外傷を契機にして、軽度から高度までの脊髄症状が生じます。進行すると、たとえば手の細かい動きの障害や階段を下りる時下肢がガクガクとして抜けそうになるなどの痙性麻痺、膀胱直腸障害などが生じます。

治療は、症状が軽い時には頸部の温熱療法おこなったり一時的に頸椎カラーをつけたりすることもあります。症状が重篤な時は手術が必要です。

頸椎後縦靱帯骨化症がレントゲン検査で見つかっても、多くの人は頸椎の大きなケガをしない限り一生涯症状がほとんどないか、軽度の神経痛で過ごすことが可能だと思います。詳しくは難病情報センターのホームページを参照してください。(http://www.nanbyou.or.jp/sikkan/034.htm)

胸郭出口症候群《きょうかくでぐちしょうこうぐん》

頸椎からでる数本の神経がネットワークを作る腕神経叢《わんしんけいそう》と心臓から出て上肢へ向かう鎖骨下動脈あるいは鎖骨下静脈が、くびの根元の部分で斜角筋や肋骨や鎖骨などに挟まれ圧迫されて、肩から上肢にかけていろいろな症状をきたす病気です。

片方の頸部から肩、上肢にかけての痛み、しびれ、だるさなどをきたします。また、上肢の腫れぼったさ、蒼白や顔面のしびれや発汗異常やめまい、吐き気などをともなうこともあります。男性よりも女性が2〜3倍多く、多くの患者さんは20〜30代で発症します。女性ではなで肩で痩せている方が多いのですが、男性ではむしろ筋肉質の方が多いようです。

頸椎疾患や肩の疾患と間違われることが多く、また、MRIなどで頸椎に異常が見つからないため、医師から適切な治療を受けられない患者さんもときどき見られます。診断がつきにくいので医師も常にこの病気のことを念頭に置いて、診断と治療を行う必要があると思います。

診断は、頸椎や肩や末梢神経などの他の病気を除外し、確定診断のためには、鎖骨下動脈造影を行う必要があります。血管造影などの検査が必要かもしれませんので、総合病院の整形外科の受診をお勧めします。

治療としては、初期には局所の温熱療法や体操などで、緊張した筋肉をほぐすことが大切です。消炎鎮痛剤、筋弛緩剤、精神安定剤などが処方されますが、必ずしもよく効くわけではないので、主治医と症状に応じて相談しながら服用してください。上肢が重みで下方へ引っ張られると症状が悪化することが多いので、なるべく、腕を机の上に乗せて、肩が下方へ引っ張られないようにすると症状が軽減しやすくなります。

どうしても保存的療法で症状が軽減せず、血管造影その他で確定診断がついている場合に、第一肋骨切除術や前斜角筋切除術などを行うことがあります。

肘《ちゅう》部《ぶ》管《かん》症《しょう》候《こう》群《ぐん》

肘の内側の骨の出っ張り（上腕骨内上顆）の後方を尺骨神経が走行しており、肘部管（靱帯性組織で覆われていてこのトンネルの中を尺骨神経が通っている）の尺骨神経がこすれたり圧迫されたりして麻痺を生じる状態です。

おもに手のひら側の小指・薬指領域のしびれや知覚異常がみられ、麻痺が進行すると小指や薬指の鷲手《わしで》変形を生じ、指を閉じる（内転する）筋力が低下してきます。

初期では肘の安静やビタミンB_{12}などの保存的治療をしますが、麻痺が進む場合は早い内に手術をする方が神経の回復が早くなります。

手根管《しゅこんかん》症候群《しょうこうぐん》

しばしば夜間や夜明け頃に片手あるいは両手の親指から薬指の半分までの手のひら側のしびれや痛みを感じることが症状の特徴です。しびれは必ずしもこれらすべての指に生じるとは限らず、1～2本の指だけの場合もあります。小指はしびれることは少なく、また手の甲側はほとんどしびれません。痛みで目が覚めることもあり、手を振るとしびれがましになることもあります。症状が悪化すると1日中しびれを感じるようになり、さらに病状が進むと物をつまむ力が弱り、親指の付け根の筋肉が萎縮してきます。

手根管症候群は男性より女性の患者さんが4～5倍多く、また妊娠期と閉経期の女性に多いという特徴があります。原因は不明のことがもっとも多く、それ以外にリウマチ、透析、骨折による骨の変形などが原因になることもあります。これはいろいろな理由により、手のひらの中にある手根骨が作るアーチ（手根管）の中で、手の指を曲げる腱と親指から主に薬指の半分まで分布する正中神経が窮屈な状況になり、もっとも弱い正中神経が麻痺を起こすために起こる病気です。

手関節を手のひら側に強く屈曲するとしびれが増強することや、手のひらの付け根をたたくと電気が走るような症状が出ることなどが診断に役立ちます。

治療はまず手関節をなるべく安静にすることです。手関節をあまり屈伸しすぎないよう、装具で夜間などに固定することが有効です。さらに、神経の炎症を抑えるための消炎鎮痛剤や神経の活動を高めるビタミンB_{12}の服用なども有効です。痛い方法ですが、正中神経にステロイドホルモンと麻酔薬をブロック注射することもあります。

ある講演会で手根管症候群の治療と手術で高名な整形外科医に、手術をするほどの麻痺ではないが痛みとしびれが強い場合は神経ブロックがよいのでしょうか、と直接質問したことがあります。その医師は、「神経に注射をすると神経を傷害するおそれがあるので、むしろステロイドホルモンのプレドニゾロン1日5㎎2錠を数日間服用してもらえばたいていよくなります」と答えてくれました。以後、手術をするほどでないけれど、しびれや痛みの強い患者さんにプレドニゾロンを1週間1日10㎎、その後1日5㎎を数日と、徐々に減らして服用してもらうと、多くの患者さんで症状が軽減し、その後はビタミンB_{12}や湿布でコントロール可能になっています。

これらの保存的治療でどうしても症状が改善しない場合や筋肉の萎縮や指の運動麻痺を生じている時は、少し早めに手根管を覆っている靱帯を切る手術をします。ある程度経験のある整形外科医なら30～40分ですむ簡単な手術ですが、靱帯を切り残さないように完全に切るなどのこつがあるので経験を積んだ医師に手術をしてもらうべきでしょう。指の運動麻痺が強い場合は腱の移行術を行います。

いずれにせよ、手にしびれがあればまず整形外科や神経内科や糖尿病内科の医師に相談してください。この手根管症候群という病気は一般には聞き慣れず、また整形外科以外の医師があまり知らない病気ですが、かなりよくある病気です。

橈骨神経麻痺《とうこつしんけいまひ》

上腕骨骨折などの外傷による麻痺もありますが、ここでは明らかな外傷のない麻痺について述べます。

二の腕（上腕部）を走行する橈骨神経が何かの原因で圧迫されて生じる麻痺です。朝起きた時や、電車で居眠りをして起きた後に、片方の手関節が上がらない、だらんと落ちたままになる下垂手《かすいしゅ》が特徴的です。指や手関節は握ることや手のひら側に曲げることはできます。指の第1と第2関節は伸ばすことができるのですが、指の付け根の関節と手関節は伸ばすことができません。しびれが手の甲側にあることもないこともあります。

多くの患者さんは、寝起きに突然、手が伸ばせなくなった驚きと不安で病院に行きます。しかし、整形外科以外の医師は、この病気を知らないことが多く、正しい診断ができないこともしばしばです。

神経は軽い圧迫でも麻痺を生じることがあるので、普通は筋肉の中で筋肉のクッションに守られて走行しています。しかし､上腕骨部の橈骨神経は､上腕骨に接して走行するために筋肉のクッションン効果が少なく、麻痺を生じやすいのです。上腕部を何か硬いものに押しつけている時に麻痺が生じやすくなります。たとえば、椅子の背もたれに腕を載せてテレビなどを見るとか、電車の手すりに腕を載せて居眠りするとか、奥様の頭を載せて寝込んでしまうとか。これらを英語では、Saturday night palsy（土曜夜の麻痺）とか honeymoon palsy（新婚旅行麻痺）とかいうそうです。

治療は、様子を見ながら、ビタミンB_{12}を服用します。麻痺は１日で治癒することも数ヶ月かかることもあります。下垂手で不便な時は、手関節を固定する装具をつけると多少の不便は解消されます。まれですが、３～４ヶ月以上麻痺が改善しない時は、電気生理検査などを行って診断し、神経の損傷部位がはっきりすれば、神経剥離術などを必要とすることもあります。

開業して11年間、私のノートに記録しているだけで、35人の患者さんがこの橈骨神経麻痺で来院され、案外多い印象を受けます。

肋間神経痛《ろっかんしんけいつう》

背部から胸部や腹部にかけて肋骨に沿うようなピリピリした痛みが生じます。帯状疱疹による肋間神経痛や胸椎の圧迫骨折に伴う場合や、原因のない場合などもあります。片側に痛みやぴりぴり感が生じる場合と両方に生じる場合があります。肋間神経痛でも必ずしも肋骨に沿って痛みが走るだけでなく、胸部の前の方にチクチクした痛みが一点に生じる場合もあります。２～３日後に皮膚の片方に赤い発疹が出る時はヘルペスの可能性があります。ヘルペスであればまずヘルペスの治療を行います（「ヘルペス」〔↓226頁〕）。ヘルペスでない肋間神経痛に対しては、消炎鎮痛剤やビタミン

B_{12}などの投与を行います。痛みがかなり強く、なかなか軽減しないこともあります。頸椎椎間板ヘルニアによる上肢の神経痛や腰椎椎間板ヘルニアによる坐骨神経痛の場合、痛みが激烈なことがありますが、やはり肋間神経痛でも激痛のことがあります。肩甲部の筋肉痛、肋間筋や腹筋の痛みと考えていても、実は肋間神経痛であることがしばしばあるように思います。

ヘルニアによらない坐骨神経痛、たとえば梨状筋症候群《りじょうきんしょうこうぐん》

脊椎の中心を通る脊柱管から枝分かれした直後の神経の枝を神経根といいます。それが集まってできた太い坐骨神経が、臀部あたりで何かの原因で神経痛を起こすことがあります。ヘルニアなどによって脊柱管内で起こる神経痛を根性坐骨神経痛と呼ぶのに対して、この場合を単に坐骨神経痛と区別することがあります。症状はヘルニアなどによる根性坐骨神経痛とほとんど同じですが、MRI検査でヘルニアや側方ヘルニアもなく、原因がはっきりしない坐骨神経痛は案外多いといわれています。

梨状筋症候群では、坐骨神経が下肢を外に回す外旋筋《がいせんきん》のひとつである梨状筋の下をくぐって腰椎から臀部へ出てくるところで、筋肉に締め付けられて神経障害が生じます。あるいは長時間硬いイスに座った時に坐骨神経が圧迫されて症状をきたすこともあります。治療としては、筋肉の緊張を取るように軽いストレッチを行い、消炎鎮痛剤、ビタミンB_{12}の服用、局所へのブロック注射などが行われます。どうしても症状が軽減しない時は、梨状筋を切離することもあります。診断に苦慮す

る神経痛です。ＭＲＩ検査で腰椎に原因が見つからない坐骨神経痛の場合に、梨状筋症候群と診断されることも多いかもしれませんが、すべてが梨状筋症候群とは限らないと考えています。

知覚異常性大腿痛

大腿前面から外側にかけてビリビリするような痛みやしびれをきたす病気で、あぐらの格好で仕事をする場合など、股関節の位置や格好で症状が軽減したり悪化したりすることがある神経痛です。これは、腰椎から出た大腿神経の枝である外側大腿皮神経が骨盤の外側のズボンのベルトを締める位置のやや下の部分で、筋肉や靭帯により締め付けられる事により生じます。

大腿の中央から外側の部分に痛みやしびれと知覚鈍麻が見られますが、膝より下や大腿内側部には症状が出ません。上部腰椎の椎間板ヘルニアによる大腿神経痛との、診断による区別が必要です。治療ですが、局所麻酔薬ブロック、ビタミンB_{12}を服用します。症状が治まらず頑固な場合は、神経を締め付けている靭帯や筋肉を解離する手術もあるとのことですが、案外多いこの病気で、手術を必要とするまでの患者さんは、私のクリニックではおられません。

腓骨神経麻痺《ひこつしんけいまひ》

下腿外側から足の甲側と第５指（小指）を除く足指にしびれを来たし、下垂足《かすいそく》といわれる、足関節や足指の背屈（甲の側へ曲げること）が弱くなるか、できなくなる麻痺です。しびれがない場合もあります。

原因は多くの場合、膝関節の後ろ外側の腓骨頭と呼ばれる部分に腓骨神経が走っていて、この部分では筋肉がなくて、外からの圧迫で腓骨頭の間に神経がはさまれ、麻痺を起こしやすいために起こります。膝あたりの骨折の合併症による場合や骨折後のギプスによる圧迫や、脚を組んでいる時に反対側の膝蓋骨と腓骨頭にはさまれて、いきなり下垂足になって驚くこともあります。

治療はまず原因を取り除くことです。太ももから脚にかけてギプスを巻く時にはこの腓骨神経麻痺に注意して、必ず膝の後ろには分厚く綿を巻きます。かつて病院勤務時代に一度、後輩が巻いたギプス後に病棟から看護師に呼ばれたことがあります。看護師は下肢の手術やギプスの後には必ず足指が天井に向かって背屈できるかチェックをするのですが、それができなくなって呼ばれたのでした。患者さんは膝の後ろ外側に痛みを訴えています。すぐにギプスカッターでその部分だけを10cm四方にギプスを切り取って、神経の圧迫を除きました。その直後から足指は背屈できだしたのです。麻痺の発見が遅れれば遅れるほど回復が遅くなるので、看護師のチェックのおかげで患者さんも医師も助かりました。

足根管症候群《そっこんかんしょうこうぐん》

足底のかかとを除いた部分の痛みやしびれをきたす病気で、足関節の内くるぶし（内果）のやや後ろ下方で脛骨《けいこつ》神経が骨と屈筋支帯に締め付けられるためにおこります。きつい靴が原因になることもあります。まず原因を除き、ビタミンB12を服用します。ステロイドホルモンの局所注射を数回するると症状が軽減することが多いのですが、痛みが持続する場合は屈筋支帯《くっきんしたい》の切離術などを必要とすることもあります。

モートン病

中年の女性に多く、足の第３、４指（中指、薬指）に靴を履いた時に痛みやしびれが生じる病気です。第２、３指（人差指、中指）間にもあります。足指神経は３、４指だけ合同の神経が２本に分岐しているため、この分岐の部分に神経腫ができ、狭い靴で圧迫されたりすると、２本の指に痛みやしびれが生じます。靴の工夫と、ステロイドホルモンの局所注射が有効です。神経を元気にするビタミンB12の服用もよいと思います。さらに痛みが続く時は足底板（アーチサポート）も有効なことがあります。案外モートン病は多いのですが、この病気自体を知らない医師が多いので、見逃されやすいようです。

指の神経痛

手の指や足の指に部分的にしびれをきたすことがあります。特に足の第１指（親指）に多いのですが、これは指の末梢神経が靴などで圧迫されて生じます。神経は圧迫や牽引によって麻痺を起こしやすいために、通常は筋肉のクッションの中を走行しています。でも手足の指には筋肉がないために、神経は骨と皮膚の間に挟まれて、簡単に麻痺を起こしやすい状態になっています。特に足の第1指の付け根（MP関節といいます）はたいてい外側（小指側）に指が向いているために飛び出しています。この関節の部分で神経が靴などで圧迫されやすくなります。指には4本の細い神経が走っていますが、たいていの場合その1本だけがしびれます。指の先の爪側あるいは反対側のさらに左右どちらかの指の4分の1にしびれをきたします。この場合は原因があればそれをなるべく除去する、たとえば靴の工夫や外反母趾《がいはんぼし》の治療などと同時に、ビタミンB12を服用します。大きな問題ではありません。

神経の老化

神経にも老化が来ます。年齢とともに神経が老化すると、特に原因がなくてもぴりぴりした感覚やしびれを来すようになることがあります。老化を止めることはできませんが、少しでも神経を元気に保つためには、たとえばビタミンB12、神経の血流を増加させるプロスタグランディン製剤や末梢の血行をよくして抗酸化作用のあるビタミンEなどもよいかもしれません。

骨粗鬆症《こつそしょうしょう》

骨のカルシウムが少なくなり、骨折しやすくなる病気です。国内には約1100万人の患者さんがいると推測されています。高齢になればなるほどその頻度と程度が急激に上昇し、転倒や軽微な動作、たとえば咳やくしゃみでも骨折を容易に起こすようになり、寝たきりの原因の2〜3位を占めています。骨折を一度生じると、痛みが強く消炎鎮痛剤でもなかなか軽減せず、患者さんの苦痛はかなりのものになります。日常生活にも大きな支障をきたします。そして家族の負担も同時に大きく、経済的負担にもなります。社会全体で見ても社会的経済的損失が増えます。

世界中でＷＨＯの提唱する健康寿命の考えが広がっています。そのためには病気の予防が大切だといわれています。生活習慣病、メタボリックシンドローム（メタボ）、ロコモティブシンドローム（ロコモ）などの名称も、重大な病気を予防しようという概念だともいえます。たとえば、糖尿病の重大な合併症である網膜症・腎症・神経症、高血圧の重大な合併症である脳卒中、動脈硬化の重大な合併症である虚血性心疾患を予防するために、それぞれのもとの糖尿病、高血圧や動脈硬化を治療することが大きな目標になっています。骨粗鬆症は生活習慣病とはいえないかもしれませんが、その重大な合併症である骨折を予防するために、骨粗鬆症を治療することが大切だと注目されています。

前にも述べましたが、硬い骨も生きています。体重を支えるだけでなく、内部の骨髄では血液細胞などを産生し、血中のカルシウムやリンの濃度を維持するための大切な役割を担っています。骨の硬い部分には、リン酸カルシウムに繊維状のしなやかなコラーゲン蛋白が張りめぐらされ、しなやかさと硬さを兼ね備えています。その間には、生きた細胞である骨細胞や骨を作る骨芽細胞、骨を溶かす破骨細胞などが元気に生きています。骨の内部では骨芽細胞が新しい骨を作ったり、破骨細胞がリン酸カルシウムを溶かして不必要な骨を取り除いたり、血中のカルシウム濃度を維持したりとても活発に生きています。

骨粗鬆症は、入ってくるカルシウムと出ていくカルシウムのバランスが負（マイナス）に傾いた状態です。年齢とともに骨を作る機能が低下し、食べたカルシウムを腸管から吸収する能力も落ち、溶けていく骨が増えてきます。特に女性の場合は、女性ホルモンがカルシウム濃度を維持する働きがあるため、閉経後は急速に骨が弱くなっていきます。

また、腸管からのカルシウムの吸収を助けるビタミンDの不足や、運動不足、過度なダイエットなども原因になります。日本では第二次大戦後、国民の栄養状態はずいぶん改善されてきましたが、唯一カルシウムだけは摂取不足です。これはよくいわれるように、乳製品を食べる習慣が少ないこともありますが、日本の水がきれいであることも関係しているといわれています。ヨーロッパなどでは、水道水がカルシウムなどを含む硬水のため、飲めないこともしばしばです。硬水の水で栽培した農作物にはカルシウムが多く含まれていて、軟水が多い日本の農作物にはカルシウム含量が少ないことも、ひとつの原因だといわれています。

骨は適度な加重がかからないと、どんどんカルシウムが溶けて骨粗鬆症になります。宇宙飛行士が宇宙ステーションで長期間過ごせない理由に、無重力で心臓の負担が軽くなり、心臓が怠けて弱ってしまうことと、もうひとつ骨粗鬆症になることがあります。昔、ソ連の宇宙飛行士が宇宙に長期間滞在した後、地球に帰還した時に車いすに乗っていたのが印象的でした。屈強な軍人であった宇宙飛行士でさえ、無重力には勝てません。骨折を予防するための車いすでした。宇宙飛行士の若田光一さんが宇宙ステーションに長期滞在した時に、骨粗鬆症の薬を服用していたことは有名です。狭い部屋の中で運動も欠かさずされていました。重力がなくても筋肉を収縮させることにより骨に負荷をかけることは可能です。SF映画に出てくる宇宙ステーションなどが回転しているのは、人工重力を作るためですが、骨粗鬆症予防にも必須だと思います。

薬剤、たとえば乳癌や前立腺癌に対する抗癌剤の副作用としても骨粗鬆症が有名です。よく使われているステロイドホルモンは、少量でも骨粗鬆症を引き起こします。これらの薬は原疾患の治療のためになくてはならない薬剤でしょうから、副作用としての骨粗鬆症を同時に考慮するために主治医とよく相談してください。

骨粗鬆症が進むと、脊椎の骨が圧迫骨折を起こすことや、骨折の症状ははっきりしなくても、徐々に骨が縮んできて背中が丸くなる、円背《えんぱい》や亀背《きはい》という状態になることもあります。円背になると胃が圧迫されて食欲が落ちたり、逆流性食道炎を生じて胸やけを起こしたりすることがあります。肺活量も減ってきます。上半身が前に傾いているための疲労性背部痛や腰痛をきたしやすくもなります。最近では美容的に格好が悪いと思う方も増えてきました。さらに、ささいなケガや転倒した時に、手首や肋骨や大腿骨の付け根の頸部骨折を起こして、日常生活に大変不便を生じやすくなります。

女性は男性より骨粗鬆になりやすいので、閉経前後や50歳を越える頃から、半年から1年ごとに定期的に骨密度を測って自分の状態を把握しましょう。最近では超音波を用いて、かかとの骨で測定する簡便な機器も普及してきました。これは特別な資格や鉛の部屋などなくても誰でも計測可能です。ただ、微量のX線を用いる医療用の骨密度計測器より精度は落ちます。骨密度の数値は20歳から44歳の男性あるいは女性の骨密度平均を100%と決めて、それに対して現在の骨密度が何%あるかを計測します。一般的には70%を下回ると骨粗鬆症と診断されます。ただ、脊椎の圧迫骨折やささいなケガによる骨折の既往のある場合や、抗癌剤やステロイドホルモンを服用している方は、80%以下でも骨粗鬆症と診断されます。これに対して、同年齢同性の平均骨密度と比較して何%かという数値もよく使われます。100%なら人並み、それ以上なら人並み以上、以下なら平均以下と考えますが、骨粗鬆症の治療などの目安になります。

骨粗鬆症を予防するためには、若い時から骨を丈夫にしてカルシウムの量を貯めておくべきだといわれています。骨密度が年齢の平均値より減少気味なら、なおさら若い時から適度な運動とカルシウムの多い食事を心掛けましょう。検査で骨粗鬆症と診断されたら、治療を早く始める方が得です。基本は運動と食事療法です。プールでの運動は重力が少なくなるので、骨粗鬆症のための運動には向いていません。地上をウォーキングするのが一番簡単で安全な運動です。1日の合計で30〜60分程度、天気や体調の具合で調節して歩きましょう。食事はカルシウムの多いものを心掛けてください。牛乳など乳製品が苦手な方は、カルシウムの多い他の食品を選んだり、サプリメントで補充したりする方法もあります。年齢とともに腸管からのカルシウムの摂取能力が弱くなるので、それを助けるためにビタミンDを補給することも大切です。これらは薬局でも買えますが、骨粗鬆症の診断がついていれば、医師から保険適応で処方してもらえます。

最近ではビタミンDよりも強力に骨密度を改善し、骨折を起こす率を半分までに軽減できるビスフォスフォネート系製剤が世界中でよく使われています。1日1錠あるいは1週間に1錠服用するだけなのですが、どちらを選ぶかはその人の好みによります。1週間製剤の方が胃の症状が少ないのですが、1日1回の方が忘れにくい、水を飲めるのでよいなど人それぞれです。私の医院での600人ほどのアンケート調査では、1日1錠と1週間に1錠のどちらを好むかは約15％対85％で、これは世界の潮流とほぼ同じでした。

近日中に、1ヶ月に1錠飲めばよい薬剤が発売されそうですが、私の考えでは、1回の服用や注射であまり長い間効果がある薬剤は、仮にもし副作用があった場合、その薬剤が体内から排泄されるまでに時間がかかりすぎるのではないかと危惧しています。

ただ、最近、歯科治療において、抜歯やインプラントなどで顎骨《がっこつ》を処置する場合に、まれに顎骨壊死という病気が報告されるようになりました。顎骨壊死は癌の骨転移などに用いられる静脈注射のビスフォスフォネート系製剤で数％から10％ほどの頻度で生じるといわれます。日本で使われているビスフォスフォネート系製剤はほとんどが経口であり、これによる顎骨壊死の頻度は、1万人に1人から10万人に1人などといわれ、歯科医師からは発生率がもっと多いという意見もありますが、まだまだ不明な点が多いようです。また、口腔内の不衛生による顎骨の骨髄炎とも関連があると考えられています。２０１０年初頭に医科系と歯科系の5学会によるポジショニングペーパーというのが公表されました。これによれば２０１０年5月現在では、服用が3年未満ならほとんど問題なく、それ以上の場合や、ステロイドホルモン服用や糖尿病などのリスクがある場合は抜歯、インプラントなどの処置の前3ヶ月と処置後2ヶ月のビスフォスフォネート系製剤の休薬をすすめています。その間は別の薬剤に変更も可能なので、医師と歯科医師の両方に相談してください。歯に詰め物をしたり、被せたりする時は問題ありません。

骨を形成するタイプのより強力な作用の薬剤が新しく発売されつつあります。骨粗鬆症の診断と治療は、日々進歩し続けるのです。

コラムその4　骨粗鬆症は進化のたまものか

骨は生きている、これは整形外科医ならば日々実感することだと思います。骨組織は吸収と再生が常に生じていて、血中カルシウム、リンの調整に重要な役割を演じています。さらに、骨折しても見事に再癒合して、きれいに元の形に戻ることもあります。その生きている骨をなるべく傷つけないために、骨折の手術の時など、骨膜や骨に付着する筋肉と血管を損傷しないようにと先輩によく叱られたものです。

生きとし生ける物が老化するのは自然の理《ことわり》です。骨の老化とはどのような状態をいうのでしょう。手術を思い起こせば、若い人と年輩の人の骨では外見上も異なるように思います。高齢になればなるほど、骨膜は薄くなり、骨の表面もみずみずしさを失い、弾力性が乏しくなります。ミクロ的には、骨芽細胞や破骨細胞や骨細胞も老化し、コラーゲンも架橋（分子間の結合）などにより変性します。カルシウムが減少する骨粗鬆症も骨の老化のひとつの現象で、レントゲン検査でも骨密度の測定でも認識されます。

骨は、アパタイトとよばれるリン酸カルシウムの特殊な結晶の中に、弾力性のあるタンパク質であるⅠ型コラーゲン繊維が埋め込まれたように構成されています。鉄筋コンクリートのコンクリートと鉄筋の関係、強化プラスチック（ＦＲＰ）のプラスチックと繊維の関係に似ています。硬さとしなやかさを兼ね備えているわけです。加齢に伴い、カルシウムの減少で骨の硬度が低下するだけでなく、コラーゲン繊維などの老化で、弾力性が低下することも骨が弱くなることの原因だと思います。

骨折を起こしやすくなり、日常生活の低下をきたし、寝たきりの大きな原因をきたす骨粗鬆症の予防や治療はとても重要なことです。私の医院でも多数の骨粗鬆症の患者さんを治療しています。しかし、骨粗鬆症は、すべて悪いことなのでしょうか？

20年ほど前の大学院時代、私は人工材料グループで人工骨を扱っていたため、仲間たちと生体力学の勉強会をしていました。その時、イギリスのブラックという生体力学の教授が書いた本を仲間たちと読んだことがあります。難しい生体力学の理論を英語で勉強するのに四苦八苦しましたが、そのブラック教授が書いていたことがとても印象的でした。

たとえば、ブラックはこう述べていました。「骨粗鬆症においては、長管骨の場合、骨皮質の厚みは薄くなるが、外径を大きくすることにより骨の強度を高める」と。

竹を想像していただきたいのですが、細い中身の詰まった木よりも、中空で皮は薄くてもより太い竹はかなりの強度があります。年齢とともにカルシウムが減ってくるのに対応して骨を薄くしつつも太くして強度を少しでも維持しているといえるのではないでしょうか。さらに、年齢による筋力の衰えに対応するために、骨そのものに鬆《す》を入れることにより、コンクリートブロックのように強度を少しでも保ちながら軽くする。骨粗鬆症はある意味では進化の結果であり、神の恵みだといえるのかもしれません。

骨粗鬆症を診断し治療するにしても、骨粗鬆症が人間にとってよい部分もあると思えるほうが自然ではないかと考えています。同様に、骨粗鬆症などによる円背・亀背は、肺や食道や胃の圧迫などを生じて害があるにしても、脊柱管を拡げる効果もある、また前へ転倒した時に少しでもダメージを軽減するように、あらかじめ身長を低くし、前へかがんだ状態にしているのだ。そう解釈すれば、自分も「いつかそうなるかもしれない」と考えた時に少し救われる気がします。

（「フロントライン」第5号、2005年4月号より改変・転載）

関節リウマチ

以前は慢性関節リウマチという病名でしたが、必ずしも慢性ばかりでないことと海外では慢性という言葉が病名に入っていないことより、現在では日本でも関節リウマチという病名に変わりました。関節リウマチとは体の多くの関節に炎症が起こり、関節が腫れて痛む病気です。長い期間進行すると関節の変形と機能障害が起こってきます。

日本では約70万人の関節リウマチの患者さんがいるといわれ、特に女性患者は男性の4〜6倍の数です。男女とも発症年齢は30代から50代が多いのですが、15歳以下や60歳以上で発症することもあります。関節リウマチの原因はまだはっきりとは分かっていませんが、免疫機構に異常が生じ、自分の体の成分を外敵と勘違いして反応する、自己免疫疾患（膠原病《こうげんびょう》）のひとつです。原因のひとつに遺伝的要素が関係しているという研究結果もありますが、必ずしも家族内で遺伝するわけではありません。一卵性双生児で遺伝子が全く同じタイプの双子の場合、片方が関節リウマチになった場合に、もう一人が関節リウマチになる確率が普通の人よりわずかに高いといわれているだけです。

最初はひとつの関節に症状が現れることもあり、進行するにつれて関節を構成する軟骨や骨が壊れ、痛みや変形が起こります。加齢による変形性関節症などと似た症状もあるので、診断には専門的な知識が必要です。一般的には、アメリカ・リウマチ学会がつくった診断基準が、世界的に用いられています。

★関節リウマチの診断基準（アメリカ・リウマチ学会1987年作成）

①1時間以上続く朝のこわばり。

②3ヶ所以上の関節の腫れ。
③手の関節（第1関節以外）の腫れ。
④左右対称性の関節の腫れ。
⑤手のX線写真の異常所見。
⑥皮下結節の存在（上下肢、指などの伸ばす側にできることが多い）。
⑦血液検査でリウマチ因子が陽性。

この7項目中4項目に該当すると、関節リウマチと診断されます。項目の①～④は6週間以上持続している必要があります。また、血液検査だけでは診断できません。診断に使われるリウマトイド因子（リウマチ因子：RF［rheumatoid factor］）は、実際には関節リウマチではない人も約3～5％の率で陽性になり、年齢とともにその偽陽性率が上がってきます。またリウマトイド因子は実際に関節リウマチの人でも15％くらいは陰性になります。最初は専門家でも関節リウマチの診断に迷う時があります。最近はRFよりもより診断精度の高い、抗CCP抗体（anti cyclic citrullinated peptide antibody）という検査が保険適応になり、より関節リウマチの診断の精度が上がりつつあります。これら以外にもいくつか関節リウマチがあるかないかを判定する検査がありま す。関節リウマチは早期発見・早期治療が重要なので、最近では先ほどの6週間を1週間で診断しようとする考えも出てきています。

また、２０１０年にアメリカ・リウマチ学会とヨーロッパ・リウマチ学会が23年ぶりに新しい関節リウマチの診断基準を作成しました。この新しい診断基準では「左右対称性」「１時間以上続く手のこわばり」「皮下結節」などの項目が省かれています。この診断基準を用いる医師はリウマチ専門医であることが必要で、日本人の診断に向いているかどうかなど、これから検証されていくと思われます。

関節リウマチの活動性を調べるための検査のひとつにＣＲＰ（Ｃ反応性蛋白、C-reactive protein）があります。以前は血沈（赤沈）もよく使われていましたが、最近はＣＲＰがよく用いられます。ＣＲＰは炎症が強い時に高くなる検査です。たとえば細菌感染の肺炎にかかっている時も高い値になります。関節リウマチの場合も全身でのリウマチの活動が高い時に高い値になります。正常は０・６㎎／dl以下です。これとは別にＭＭＰ—３（matrix metalloprotease-3）という関節内の滑膜から作られて、関節の軟骨などを破壊する酵素を調べる検査があります。これが多いと現在進行形で関節軟骨が破壊され、つまり関節の変形が進むスピードが速いことになります。このＭＭＰ—３は変形性関節症などではほとんど異常を示しません。これ以外に、臨床症状やＣＲＰなどを組み合わせて患者さんの関節リウマチの活動性を評価するＤＡＳ28などの方法が確立されつつあります。このＤＡＳ28は医師が患者さんの評価をする時によく用いる評価法です。その他にもいくつかの関節リウマチの血液検査がありますので詳しくは主治医と相談してください。

最近は、これまで説明してきたような新しい検査ができるようになり、関節リウマチの診断と治療に役立つようになりつつあります。関節リウマチがあるかないかは、RFや抗CCP抗体検査、関節リウマチ患者さんの現在の病気の炎症度合いはCRP検査、関節リウマチ患者さんの関節について現在進行形で変形がどんどん進んでいるかそうでないかは、MMP—3の検査という具合に、詳しく評価することができます。これにより、薬剤を強くするのかこのままで行くか、減量するか、生物学的製剤を使うか、あるいは関節に注射をするか、装具をつけるか、手術をすすめるかなど、医師にとっても治療を考えやすい環境になりつつあります。

レントゲン検査は、関節リウマチの診断にも治療経過にも合併症の検査にも重要な検査です。手の付け根の手根骨《しゅこんこつ》の変化がリウマチの診断基準のひとつであることはすでに説明しました。リウマチの診断基準の7つの内4つ以上揃わなくても、手関節のレントゲン検査に明らかな関節リウマチの所見を認めることもしばしばあります。足の骨にだけ関節リウマチの変化を見る場合もあります。これだけで診断がつき、少しでも早く治療を開始できることもあります。最近ではCTやMRIや超音波エコーで診断と治療経過を見る方法も進んできています。

さらに、関節リウマチ患者さんでは脊椎、特に頸椎の変化に注意が必要です。首の頸椎の第1番目と2番目は首を左右に回す動きを司る部位ですが、リウマチによって滑膜が増殖し靱帯のゆるみが生じて、第1頸椎と第2頸椎がゆるむ場合があります。これがひどくなると手足の麻痺をきたすので、1年から2年に1度くらいは頸椎のレントゲン検査を受けるのがよいと思われます。

関節リウマチと似た症状で中高年に多いのが変形性関節症です。これは主に加齢や使いすぎにより軟骨や骨の変形、痛みが生じる病気で、膝や指の先に近い方の関節（第１関節）などによく起こります。最終的な診断には、経験と知識が必要なので、必ず専門医を受診してください。

治療ですが、薬物療法が基本になります。以前は関節リウマチの治療はピラミッド方式といって、最初は軽い非ステロイド系消炎鎮痛剤から始めて、症状が悪化する場合に徐々に強い治療、たとえば抗リウマチ薬を使っていくことがアメリカ・リウマチ学会から推奨されていました。しかし、関節リウマチの患者さんの関節の変形や破壊は早期に進むことから、診断がつけば早期に強い薬を用いるべきだと、逆ピラミッド方式に変わりました。むしろ最初からいろいろな薬を組み合わせて、症状や検査などを見ながら徐々に薬剤を減らしていこうというのです。ピラミッド方式から逆ピラミッド方式にドラスティックに変化したことを初めて聞いた時、なにしろ今までの治療方針と全く逆になったのですから、とても驚いたものです。

非ステロイド系消炎鎮痛剤は、関節リウマチの治療にも広く使われており、痛みや腫れを少なくしてくれますが、リウマチそのものを治す力はありません。また、関節リウマチの患者さんでは体力や免疫力が低下しているので、胃潰瘍や腎障害の副作用が生じやすくなります。胃潰瘍になっていても鎮痛剤の効果で胃の痛みを感じないため、さらに悪化することもあるので注意が必要です。このような場合は、胃腸に対する障害が経口薬よりもやや少ない坐薬を使う方がよいのですが、関節リウマチの患者さんは、手の変形などのために、坐薬を自分で肛門に挿入できない方もおられます。

抗リウマチ薬は、関節リウマチの進行を遅くできる可能性があり、この薬剤が関節リウマチの治療の中心となります。世界で一番使用されていて、効果が期待できるのが、リウマトレックスやメトレートなどの商品名で処方されるメトトレキセートという薬剤です。もともと産婦人科の悪性腫瘍に使われる抗癌剤の一種ですが、これを少量、日本では12時間おきに週に2～4錠服用します（2011年2月23日に欧米並みに最大限、週に8錠までに変更になりました）。もともと抗癌剤ですが、産婦人科で抗癌剤として用いる量よりははるかに少ない量です。ただし、よく効く薬には副作用もあります。メトトレキセートの副作用として倦怠感や吐き気などもありますが、肝障害や空咳をきたす間質性肺炎、骨髄抑制による白血球減少などに注意が必要です。これらの薬剤を服用する時は必ず医師に定期的に受診し、血液検査などをしてください。メトトレキセートの場合は副作用の予防に葉酸というビタミンの一種を週に0．5～1錠服用することがよくあります。これ以外に抗リウマチ薬としてはアザルフィジン、リマチル、アラバ、ブレディニン、プログラフなど何種類もあり、それぞれ特徴と特有の副作用があるので、リウマチ専門医と相談の上服用してください。

ステロイドホルモンも広い意味で抗リウマチ薬になります。もともとステロイドホルモンは関節リウマチの治療薬として最初に使われたそうです。そして劇的な効果をもたらし、開発者はノーベル医学賞を受賞しています。ステロイドホルモンは抗炎症効果がとても強く、また他の抗リウマチ薬が効果発現までに数ヶ月かかるのに対して短時間でその効果が現れます。しかしその副作用のために、初期にのみ使用すべきで、非ステロイド系消炎鎮痛剤と同様、抗リウマチ薬のようにリウマチの進行を遅らせる効果はないとされてきました。最近はステロイドホルモンもリウマチそのものの進行を遅らせる効果が認められ、再び脚光を浴びています。抗リウマチ薬のひとつに数えられ、他のたとえばメトトレキセートと一緒に使えば効果がさらに高まることが分かっています。

近年、生物学的製剤といわれる薬剤が開発され実際に使われるようになりました。レミケード、エンブレル、アクテムラ、ヒュミラ、そして2010年末に発売されたアバタセプトの5種類の薬剤が、2011年現在、日本で使用可能です。点滴や皮下注射など注射方法や投与間隔などもさまざまですが、これらは劇的に関節リウマチに効果があります。私のクリニックでも生物学的製剤のひとつを30名以上の患者さんに使用してきました。一部の患者さんは10回程度の注射でよくなった感触ですが、ほとんどの患者さんは1回注射をするだけで、顔が明るくなります。全身の関節の腫れぼったい感覚が、たった1回の注射で劇的に少なくなるのです。明らかに患者さんの気分がハイになっていくのがわかります。私が医師になって30年弱、ステロイドホルモンもかなり劇的に効果がある薬剤だと思っていましたが、この生物学的製剤には驚きました。もちろん、これらの薬剤は免疫機能を弱めるので、肺炎や結核などの感染症に注意が必要です。また保険適応ですが、それでもとても高価で、誰にでもおすすめできる薬剤でもありません。最初効果があっても徐々に効かなくなり、他の生物学的製剤に変更せざるを得ないこともあります。また、一度変形してしまった関節は元に戻らず、変形性関節症と同じような治療を必要ともします。それでも、医学の進歩を間近に見た思いです。

その他の保存的治療に、リハビリや装具療法があります。関節リウマチの患者さんは関節の炎症と痛みが強く、安静にしている時間が多くなります。そのままでは関節が固くなり拘縮していきます。上手に痛みを取りながら、1日1～2回程度、体のいろいろな関節の角度を維持するように少しでも動かす必要があります。また筋力が弱くなりがちなので、筋力を少しでも維持する体操も大切です。ダンベルなどを使うのは危険なので、食器洗いのスポンジなどを握って両手の握力だけでも維持するように頑張ってください。握力を維持すれば、全身の筋力が少しでも維持できるという論文もあります。もちろん無理は禁物です。

少し余計な話しかもしれませんが、関節はそれぞれの関節特有の少し曲げた状態の良肢位という角度があります。ギプスなどで固定する時に将来もっとも拘縮を起こしにくい角度です。たとえば膝関節なら10～20度軽く曲げた状態が一番楽で、ギプス固定する場合も普通はこの角度で行います。変形性膝関節症で、どうしても膝関節が夜間に痛む患者さんには、夜間に座布団などを膝の下にはさんで少し曲げるようにアドバイスします。しかし、関節リウマチの患者さんの場合、そのように少し曲げた状態で毎晩寝ると、膝の後ろの筋肉や靱帯が拘縮して短くなり、膝がまっすぐに伸びにくくなります。そのために、関節リウマチの患者さんの日常生活のパンフレットには、寝る時にむしろ痛くても頑張って膝を伸ばして寝ましょうと説明されていることがあります。関節リウマチという病気は奥が深いといつも感じています。

関節リウマチの患者さんに装具療法が大変有効な場合があります。最初に変形をきたすのが手関節であることが多く、夜間だけでも装具で固定することが有効です。寝ている間は、関節リウマチの患者さんに限らず、誰でも寝返りなどで体を動かしているものです。しかも意識がなく、筋肉が弛緩しているので、関節などが寝返りなどでひねりやすくなります。逆に起きている時は、意識して関節を大事にしているはずです。夜間に装具をつけて寝ることは、特に関節リウマチの患者さんには有効です。足の変形もきたしやすいので、早めにアーチサポート（足底板）などを靴の中に入れて変形を予防することも大事です。装具は上手に適切に使えば大変効果があり、とても有効です。

関節注射ですが、ステロイドホルモンが開発された頃に、ステロイドホルモンの関節注射が数多く使用されました。よく効きますが、その反面、あまり頻度が多いと、関節軟骨の変性や退行が進み骨破壊をきたすこともあり、かえって関節を痛めることから、近年は、関節リウマチの患者さんにステロイドホルモンの関節注射をする医師が減りました。それよりも、全身に抗リウマチ薬やステロイドホルモンを投与する方が、関節に悪影響を及ぼさないといわれるようになりました。

もともと関節リウマチは、ギリシア語の「流れる」という意味のロイマという言葉に語源があるように、時間的にいろいろな関節が順番に腫れたり痛んだりする場合もあれば、１つ２つの同じ関節だけがずっと腫れて痛い場合もあります。いつも同じ関節が腫れて痛む時に全身にステロイドホルモンを投与するのは、全身的な副作用を考慮すればマイナスです。そのため、ステロイドホルモンを回数は少なめにして慎重に用い、薬剤には長持ちする懸濁性《けんだくせい》ステロイドホルモンなどを選択すると比較的副作用が少ないとして、最近は再び関節注射が状況に応じて復活しています。

また、変形性膝関節症や肩関節周囲炎（五十肩）に用いられるヒアルロン酸が、リウマチ性膝関節炎にも用いられています。これは軟骨にとって好影響をもたらすので、主治医が勧めた場合は使うのもよいと思います。

リウマチ治療の基本はやはり、薬、リハビリ、装具などの保存療法です。しかし、保存療法をいろいろ試みても、関節の痛みが強くて日常生活に支障がある場合や痛みはほどほどでも関節の変形が強くなりつつある時は、手術をした方がよいことがあります。

関節リウマチでは、関節の中で滑膜という組織が厚くなって関節軟骨を破壊したりするのですが、この滑膜を取り除く滑膜切除術があります。関節の痛みや腫れを少なくするだけでなく、関節の破壊を遅らせるいわば時間稼ぎの効果があります。膝関節、手関節、指の関節、肩、肘、足関節などさまざまな関節に有効で、関節鏡を使う場合と直接関節を開いて行う方法があります。一時期、関節鏡を用いて滑膜切除をすることが流行りましたが、皮膚を切開する方がより効果的に切除がしやすいこともあります。変形した骨や軟骨を切除して整える関節形成術も、肘関節、手関節、足指などに行われ有効な手術法です。このほかにいろいろな手術がありますが、股関節や膝関節痛がとても強くて、内服薬、装具、関節注射などを試みても痛みが軽減しない場合、また、関節の破壊が進行しつつある時は人工股関節や人工膝関節の手術をすれば、多くの場合、関節痛をかなり軽減できます。また、痛みのために服用していた薬を減らすこともできるかもしれません。他の関節にも人工関節の手術はありますが、股関節と膝関節は人工関節手術の方法や成績がかなり安定し結果がよい、素晴らしい手術法です。

また、リウマチの患者さんは普段から全身の痛みに我慢していることが多く、手術後の痛みにも他の人より我慢強く、そのためリハビリもむしろ上手にできる可能性があります。いいかえれば、いかに普段痛みが強いかということです。

薬にも得失があるように、手術にも得失があります。学会の発表などで手術成績がよいとあっても、実際は結果がよくなくて、ほかの病院に転院していった患者さんが省略されている可能性もなきにしもあらずです。

現在、リウマチに対する手術の中でとても結果がよいといわれているのは、人工股関節置換術、人工膝関節置換術、手関節の形成術、足趾《そくし》の関節形成術などです。その他、いろいろな人工関節手術や、関節形成術、滑膜切除術、脊椎の固定術、腱の手術などがありますが、多くの整形外科医がその技術と成績の向上に努めています。

外科医にとって、手術が上手なのが一番大事なことです。そして、手術に哲学的な感覚を持っている事が二番目に大切です。単に手術をするだけでなく、その患者さんの病状、性格、家庭環境、経済状況などを総合的に考えてくれる外科医に手術を頼みましょう。しかし、そのような外科医を探すのが一番困難なことです。そのためには今かかっている主治医が信頼する整形外科医を紹介してもらうのがよいと思います。

関節リウマチが女性に多いということは、関節リウマチを患いながら妊娠と出産を予定あるいは希望される女性患者さんも多いことを示唆します。私のクリニックにも、結婚できるか、あるいは相手の男性にどう病気を話し出すか、子供を出産できるのかなど、不安になる方がおられました。たしかに関節リウマチはまだ原因が不明の病気ですが、徐々に原因や治療法が進歩しています。妊娠中に一番安全な抗リウマチ薬はもともと体に存在するステロイドホルモンです。その他にも使える薬剤があります。詳しいことは国立成育医療研究センター（http://www.ncchd.go.jp/）や筑波大学付属病院、大阪府立母子保健総合医療センターなどに問い合わせるか受診してください。

関節リウマチの患者さんの数が、全国で70万人以上と他の難病に比べてはるかに多いために、他の難病が特定疾患として治療費が軽減されていても、関節リウマチでは悪性関節リウマチという特殊な場合以外は特定疾患に認定されていません。日本の財政が大赤字の状態では無理もないかもしれませんが、関節リウマチの治療には薬剤費や検査費用も含めてかなりの負担がかかります。このためにリウマチ専門医の間では、使える公的社会保障、たとえば身体障害者手帳や介護保険などを患者さんにできる限り、可能な範囲で使えるようにしてあげようと考えています。手術に関しては、高額医療費制度によって、日本中誰でも人工関節であっても費用が安く受けられる、世界でもまれな優れたシステムを今のところ維持しています。それでも、生物学的製剤など、保険を使っても高額になる治療や検査を頻繁に行うために、どうしても経済的負担が大きくなります。治療費に関しても、遠慮しないで、あなたの住む町の役所や主治医に相談しましょう。

関節リウマチの患者さん本人は、全身の痛みが強く、関節の変形で日常生活が困難なことが多いので、家の中では、イスやベッドを利用し、トイレは洋式にするなど、なるべく楽に生活できるように環境を工夫しましょう。外出先でも洋式トイレのある場所を普段から把握しておけば便利です。旅行の時は宿泊する施設などがバリアフリーになっているかどうかなど不安がありますが、後で紹介する日本リウマチ友の会では全国の宿泊施設の情報なども教えてくれます。

関節リウマチが中年の主婦に多いことから、家族の手前、どうしても痛みを我慢して家事などを頑張ってしまうことがあり、その後に反動が来て症状が悪化することがあります。「無理は禁物」「頑張りすぎない」ことを患者さんが自覚することと、そして何より家族や周囲がそのことを理解し支援してあげることがとても大切です。

関節リウマチは免疫系の疾患なので、免疫力を高めるためには笑うことです。ストレスはリウマチに限らずどの病気にも悪影響を及ぼします。なるべく、なんとかしてストレスを少なくするように工夫し、そして心の底から笑えるように、楽しめるような生活を心掛けましょう。落語や漫才に限らず、映画でも音楽でも読書でも、たとえスリラーでも、自分が好きでのめり込めるなら免疫力が回復するといわれています。友達とおしゃべりをするのもよいことです。関節リウマチに限らず、明るく前向きな心構えは、病気に対して抵抗力をつけます。明るく、楽しく、心安らかに、そして前向きに！

関節リウマチになったら不安でいっぱいになると思います。リウマチの患者さん達が作った「日本リウマチ友の会」（http://www.nrat.or.jp/）にぜひ入会してください。少しだけの年会費で、とても有意義な情報がたくさんもらえます。各都道府県にもリウマチ友の会の支部（http://www.nrat.or.jp/shibu/top.html）があって、支部に電話などで連絡すれば、居住地での評判のよいリウマチ専門医を紹介してもらえます。

リウマチ性多発筋痛症

60歳以上の方で頸部や肩甲部、上腕、腰部、臀部などに急に激しい痛みとこわばりを生じる疾患です。やや女性に多く、特に朝方に症状が強く、発熱やうつ状態や体重減少を伴うこともあります。痛みは突然出現しますが、関節の腫れなどはあまり見られません。赤沈やＣＲＰ検査（炎症の検査）が高い値を示しますが、リウマチ因子は通常高くありません。

ステロイドホルモンの服用が効果的です。症状にあわせて最初、ステロイドホルモンを１日10〜20㎎服用し、徐々に量を減量していきます。痛みはかなり強いのですが、予後はよい病気です。当院でも開業以来20人以上の患者さんがおられますが、他の病気との診断による区別が重要で、この病気のことを知らないと、原因不明の痛みとして治療されないままのこともあります。私の印象では12月から1月頃に発症する方が多いように思います。

線維筋痛症

リウマチ性多発筋痛症とは異なる「線維筋痛症」という最近注目されている病気があります。全身の痛みや圧痛があり、全身倦怠感やうつ状態などをきたしますが、赤沈やＣＲＰ検査など、ほとんどの検査が陰性で診断がつきにくく、ステロイドホルモンなどのいろいろな薬でも効果があまりなく、「抗うつ剤」などがむしろ効果的な病気です。「詐病」とか「怠け病」とかいわれることも多く、患者さんは精神的にもかなり苦痛をきたすようです。最近は全国的調査なども行われ、きっちりとした病気として確立しようとの運動もあります。新しい疼痛治療薬のリリカがこの病気の痛みに効果があるようです。私はこの病気の治療の経験がありませんが、詳しいことは「線維筋痛症友の会」（http://www.jfsa.or.jp/）のホームページをご覧ください。

透析と整形外科の病気について

腎不全などによる透析をされている患者さんは年ごとに増えています。２００８年時点で28万人以上です。私のクリニックに通院されている患者さんにも、透析を受けている患者さんが数十人おられます。

透析に伴い、いろいろな合併症が生じますが、整形外科領域の合併症もしばしば見られます。カルシウム代謝異常による二次性副甲状腺機能亢進症を生じ、骨粗鬆症はほとんどの方に見られ、異所性石灰化症をきたすこともあります。さらに、アミロイドというタンパクの一種がいろいろな組織に沈着して、透析アミロイドーシスという障害を起こすことがよく見られます。以前は透析を15年以上続ければ手根管症候群がかなりの確率で生じるといわれていました。頸椎に主に起こる、破壊性脊椎関節症や肩関節や股関節、膝関節にも障害をきたすことがあります。最近は透析膜の改良で透析アミロイドーシスが減っているようです。これらは透析の主治医と整形外科医が連携して診断と治療を行っていく必要があります。

骨折

骨折はかなり範囲の広い分野なので、ここでは注意すべき点を一部だけ簡単に説明します。

小児の場合、まず手術はほとんど必要なく保存的に治療するのが原則です。一般に小児は治癒力・自家矯正力が旺盛なので、できるだけ保存的に治療します。しかし、肘の部分の上腕骨外顆骨折は骨片が筋肉に牽引され転位しやすいので、多くの場合、手術が必要となります。また骨端線（成長軟骨）損傷を含む場合も将来の変形治癒を防ぐため、整復固定の手術を行うことがあります。

ケガをした時のレントゲン写真では、骨折線がはっきり見えなくても、その後の経過で骨折がはっきりしてくることがしばしばあります。たとえば、脊椎の圧迫骨折、舟状骨骨折、高齢者の大腿骨頸部骨折、小児の若木骨折などがあります。痛みが続く時には、必ずもう一度医師を受診してください。また高齢者の場合、一般には手術適応でも保存法を選ぶことや、逆に保存法で治療可能でも早期離床のため手術を選択すべき時もあります。寝たきりになることを防ぐべく、患者さんの状態と家族の介護の方針もふまえて治療を考える必要があります。

小児の骨折は将来の変形などを防ぐためにも、また早期に骨折を見つけないと数日間で変形したまま癒合し始めるので、診断と治療を特に注意深く行うべきです。肘周辺の骨折はさらに注意が必要です。

今まで述べてきたことは骨折のごく一部分のお話しで、これら以外の骨折やさまざまな状況があります。個々の骨折に関しては整形外科の医師とよくご相談ください。

痛風（高尿酸血症）

細胞の核が分解されプリン体という物質になり、さらに分解排泄される時に尿酸という物質になります。この尿酸の生成・排泄異常により、尿酸の結晶が組織に沈着していろいろな症状をきたす病気です。かなり遺伝的素因、体質が関与しています。成人男子に多いのですが最近では中年の女性にもときどき見られます。足の第１指（親指）の付け根（ＭＴＰ関節）に突然激痛と発赤と腫脹をきたすことが特徴的ですが、足関節やアキレス腱、膝蓋腱などにも発作は起こります。痛風発作は起こしていないけれども血中の尿酸値が正常よりも高い状態が高尿酸血症です。

血中の尿酸値が高い人は、まず暴飲暴食を控え、肥満があれば体重をコントロールするように努力してください。以前は「帝王病」とか「ぜいたく病」などといわれ、肉をあまり食べないようにと指導していましたが、今では肉からの直接の尿酸の生成は少ないことがわかり、必ずしも食事制限をしません。しかし、やはり食事はかたよらずいろいろな物をまんべんなく摂取するのがよいと思われます。また、アルコール飲料は種類にかかわらず、たとえプリン体をあまり含まなくてもプリン体の分解を早め、さらに腎臓において尿酸の排泄を低下させることから過剰摂取はよくありません。

以前は、痛風発作時にコルヒチンを2時間おきに服用したものですが、副作用の点から、現在では普通の消炎鎮痛剤を服用するようになっています。発作のある関節にステロイドホルモンを注射すると効果的です。

痛風の治療薬としては、尿酸の排泄型のユリノームや尿酸生成抑制型のザイロリックなどが有名です。発作が治まってから服用します。また尿中のpH（ピーエイチ、ペーハー）が酸性だと尿酸の尿中への排出が少なくなり、pHが1アルカリ性に変化すると尿酸の排泄が10倍増えるため、尿をアルカリ性にする炭酸水素ナトリウム（重曹）を同時に服用するとさらに効果的です。十分な水分を摂取して1日の尿量を2リットル以上維持することも大事です。これらの薬を服用しながら生活を改善し適度な運動を行いつつ血液検査を適宜して痛風値をコントロールします。

痛風は比較的コントロールしやすい病気だといわれています。放置すれば腎障害を起こし、透析などにいたることもあるので、主治医とよく相談して、生活指導、薬の服用などの指導をしてください。

偽痛風

60歳以上の高齢の方に多く、痛風様の急性関節炎を起こす疾患です。痛風性関節炎は関節に尿酸の結晶が析出しますが、偽痛風ではピロリン酸カルシウムの結晶により関節炎が誘発されます。

発熱や全身倦怠感などの全身症状を伴うこともあります。一番多く見られるのは、膝関節ですが、その他、指関節、手関節、肘関節、足関節や股関節などにも発症します。片側のことが多いのですが両側の関節に発症することや、2~3の関節に同時に起こることもあります。

原因はわかっていませんが、外傷、外科手術や脳梗塞、心筋梗塞などの重篤な疾患によってひき起こされることもあります。

レントゲン検査では、軟骨の石灰化が起こりやすく、膝関節では半月板の石灰化が特徴的です。関節液は混濁しており、顕微鏡でピロリン酸カルシウムの結晶を認めれば間違いなく診断がつきますが、化膿性関節炎との診断による区別が大切です。

治療は急性の炎症が強く、関節液が多い時は、関節液を吸い取ると共に水溶性ステロイドホルモンを関節内に注入すると著しい効果があります。しかし、化膿性関節炎の場合、ステロイドの注入は禁忌なので注意が必要です。その他、変形性関節症に準じて、非ステロイド性消炎鎮痛剤などの投与を行います。痛風と違って、偽痛風専用の薬剤はありません。

痛みは突然激烈に起こることが多いのですが、比較的早く軽減します。

成長時痛

3~12歳くらいの男の子に多く、ケガなどの原因がはっきりしないのに、主に夜に大腿や下腿を痛がる病気です。泣きながら痛みを訴えるほど痛みが強い時もあります。たいていはそばで親が下肢をなでたりしてあげるとけろっと治まります。発赤や腫れなども見られません。私の長男も5～6歳の頃に、家で寝ていて突然、片方の下肢をばたばたさせて痛がったことが、何回かありました。整形外科医の私でもうろたえました。救急車を呼ぶほど全身状態は悪くないのですが、とにもかくにも痛がりました。そして数分後には何事もなかったように眠ります。後日、長男の下肢のレントゲンを撮ってみたのですが、特に異常はありませんでした。その後大きくなってからは、症状は全く出ていません。

子供の骨が成長する過程で成長軟骨の弱い部分にスポーツなどで力が何度も加わり、痛みを生じる骨端症として膝に起こる「オスグッドシュラッター病」や踵《かかと》に起こる「シーバー病」なども成長時痛といわれています。このオスグッドシュラッター病やシーバー病などは部位も診断もわかりやすいのですが、ここで述べてきたいわゆる「成長時痛」は下肢のどこが痛むのかはっきりしないことが多いのです。膝周辺の骨にまれに見られる類骨腫という、夜間に痛がりアスピリンがよく効くという良性の骨腫瘍などや、もっとまれに、悪性腫瘍などもあり得るので、何回も痛がる時は必ず一度は整形外科を受診してレントゲン検査を受けてみてください。異常なければ医師と相談して様子を見ればよいと思います。

原因ははっきりしていません。成長時には骨と筋肉の成長のスピードが異なり、骨の方が筋肉よりも特に夜に早く成長するので、そのアンバランスで痛がるとか、神経質な子供に多いとか、長男に多いとか、いろいろいわれます。いずれにしても、下肢に発赤や腫れなどの異常がなく、レントゲン検査でも大丈夫で、医師に特に問題なさそう、といわれた時には、親が痛み止めのクリームなどを下肢にさするように塗ってあげればよいと思います。親が新しい赤ちゃんにかまって自分をかわいがってくれないという子供のストレスから来ているという意見もあります。

自分の子供が泣きわめいた時、専門家であるはずの自分がおろおろし、世の中にはまだまだわからない病気がいっぱいあるとしみじみ思いました。

肉離れ

筋肉繊維や筋膜がなにげない動作やスポーツで部分的に断裂する状態です。歩いている時や、運動時に突然、大腿や下腿に激痛あるいは鈍痛を感じます。いきなり歩けなくなるくらい痛い場合や徐々に痛みが強くなり、初めは「後ろから蹴られた」「ボールが当たった」などと表現する人もあります。誰でもどんな時でも起こりえるといえますが、スポーツのウォーミングアップが足りなかったり、信号などが赤に変わる時にいきなり走ったりした時によく生じます。多いのは大腿の前面の大腿《だいたい》四《し》頭筋《とうきん》、後面のハムストリング筋、下腿後面の下腿三頭筋などです。

急性期は有名なＲＩＣＥ療法を行います。Ｒ（rest）は安静、Ｉ（icing）は冷やす、Ｃ（compression）は圧迫、Ｅ（elevation）は挙上を表します。局所の筋肉が多かれ少なかれ断裂しているので、初期には安静が必要です。完全に断裂しているのではないので、手術やギプスは必要ないのですが、松葉杖をつく方がよいこともあります。内出血するので、最初の日は冷やします。挙上は出血している時の原則なので、当日に寝る時は下肢を座布団などで少し挙げている方が、楽でしかもさらなる出血が少なくなります。圧迫をすることになっていますが、局所だけを圧迫してください。腫れが少しでもましになります。でも下肢の全体に弾力性のある包帯をきつく縛ったりしてしまうと、それより先の静脈の血の流れが悪くなったりするので、全体にきつく縛るのは止めてください。特に下腿の場合は筋膜の解剖学的な問題で、筋肉の内圧が高くなりやすく、静脈の血が流れず筋肉壊死になる、いわゆるクラッシュシンドローム（挫滅症候群）が起こりえます。

いろいろな重症患者さんを診てきた私としては、局所だけを圧迫できるなら問題ないのですが、下腿にはあまり強い全周性の圧迫は勧められないように思います。

第5章

整形外科の病気と
間違えやすい病気について

（ここでは代表的な病気についてのみ説明します。）

脳が原因の体や手足の麻痺、しびれ

脳梗塞や脳出血などの脳卒中や脳腫瘍など、さまざまな脳の病気で体や手足の麻痺やしびれをきたします。脳の病気と整形外科の病気の区別は、最初は必ずしも簡単ではありません。顔など首より上の障害を伴う片側の手足のしびれや麻痺や意識障害を伴うなど全身状態が重篤な場合は、まず脳神経外科や神経内科のある大きな病院を受診する方がよいでしょう。脊髄損傷以外では整形外科の神経疾患で一刻を争う病気はそれほどありませんが、脳の病気は早く診断して早く治療すればするほど、結果がよくなることが多いので、専門医を受診してください。脳に異常がなければ、たとえば次に整形外科を受診することになります。

頭痛

頭痛の原因はいろいろありますが、頭の後ろの方で首から後頭部にかけての張ったような頭痛は、筋緊張性頭痛など筋肉の炎症による場合があります。また、頸椎の上の方から後頭部に分布する皮膚の感覚神経である大後頭神経《だいこうとう》や小後頭神経《しょうこうとう》が、首の筋肉で締め付けられて痛みをきたすこともあります。これらの場合は神経内科、脳神経外科、整形外科いずれでも治療可能です。頭の側面や前面は脳の問題なので、神経内科や脳外科を受診してください。

顔面のしびれ

あごの下の方は頸椎からの神経支配ですが、顔面は脳神経の領域なので、顔面のしびれがあれば神経内科や脳神経外科を受診してください。

顎関節症《がくかんせつしょう》

あごの関節に音がする時、口を開けるとあごの関節に痛みを感じる時は、歯科か大きな病院の口腔外科を受診してください。かなり多い病気だそうです。

手のふるえ

手のふるえは、整形外科の病気ではほとんど見られない症状です。極度に使いすぎた時や緊張した時に手がふるえるのを生理的振戦と呼ぶそうでかなり多いようです。病気としてはパーキンソン病、本態性振戦《ほんたいせいしんせん》、甲状腺機能亢進症などがあるので神経内科や内分泌内科を受診してください。

パーキンソン病およびパーキンソン関連疾患

パーキンソン病は、脳内のドーパミン作動性神経細胞に障害が生じて、ふるえなどのさまざまな神経症状が出る病気です。年齢とともに病気になる人が増えて、70歳以上では１００人に１人ほどの割合といわれています。

手足の安静時のふるえ、筋肉が硬くなること、動作が遅く鈍くなる、仮面様顔貌、前のめりの小刻み歩行、止まれずに突進する突進現象などの症状をきたします。歩行障害をきたすためにしばしば整形外科に来院されます。私のクリニックでこの病気を疑って神経内科の専門医を紹介し、診断がついたことも何度もありました。また、さまざまな薬剤の副作用などとして起こる二次性パーキンソン症候群もあります。

パーキンソン病の患者さんは、筋肉が普通の人より緊張が強く、それだけ疲れやすいといえます。多くの方は高齢で腰も曲がっていて、ただでさえ脊柱起立筋が疲れやすいところに、筋肉が緊張しすぎるために疲労性の腰痛をきたしやすくなります。歩行は休み休みに行い、時にはベンチやイスに座って筋肉を休めて、伸びをして腰や背中の筋肉をほぐすことが大切です。

パーキンソン病は有効な薬剤が開発されています。神経内科の専門医に相談してください。

多発性硬化症

脳、脊髄、視神経などの中枢神経系に空間的多発性に脱髄《だつずい》という変化が起こり、さまざまな症状を呈します。また、再発と寛解を繰り返し、時間的多発性も示す病気です。欧米に多い病気で、日本では少ないといわれていましたが、診断の進歩により日本でも決して少なくない病気になっています。若い人に多くそのピークは30歳前後で、やや女性に多いようです。原因はまだ不明ですが、自己免疫の可能性が示唆されています。

症状は空間的多発性から多彩な神経症状をきたします。運動麻痺や感覚異常、特に視力障害があり、それらが悪くなったりよくなったりを繰り返すなど、整形外科医の私からすれば何となく不思議な感じがする病気です。神経細胞そのものが直接に侵されるのではなく、神経細胞を包む鞘《さや》（髄《ずい》鞘《しょう》）の部分に炎症を起こすことから、このように時間的に再発と寛解を繰り返すようです。髄液検査や脳・脊髄のＭＲＩ検査が有用です。神経内科の専門医に受診してください。

私は若い患者さんで多彩な神経症状、特に目の症状が合併し悪くなったりよくなったりすることもある場合、この病気を疑います。整形外科外来にもときどき来院されます。

筋《きん》萎《い》縮《しゅく》性《せい》側《そく》索《さく》硬《こう》化《か》症《しょう》

体の筋肉を動かす運動ニューロンという細胞が何らかの原因で傷害され、筋肉が徐々にやせ細り、筋肉を動かすことも呼吸までもが困難になる厳しい病気です。感覚が正常であることが特徴です。神経内科の専門医にご相談ください。30年弱の医師としての経験の中で１人だけ私がこの病気を初めて疑い、専門医に紹介してその通りだったことがあります。

脊髄小脳変性症

小脳や脳幹、脊髄の神経細胞が傷害される病気です。大脳は傷害されないために意識には変化がありません。ひとつの病気ではなく、多くの疾患を含む総称です。歩く時にふらつく、ろれつがまわりにくい、字を書くこと箸を使うことが上手にできない、などの運動失調症状が大きな特徴です。これは神経内科が専門ですが、ふらつくという症状などで、ときどき整形外科外来に受診されます。

筋ジストロフィー

筋肉に障害が徐々に生じて、筋萎縮と筋力低下が進行性に起こる遺伝性の病気です。いくつかの種類があり、大人にも起こりますが、なかでも一番多いのは小さな男の子に起こるデュシェンヌ型です。歩き方がおかしい、転びやすいなどの症状で発見されます。小児科の中でも神経の専門家が治療に当たります。整形外科的には筋肉の拘縮《こうしゅく》による尖足《せんそく》を少しでも予防するために夜間の装具などを処方します。開業して11年間で１人だけ当院で疑い、大病院の小児科でこの病気の専門家を紹介し、診断がその通りだったことがありました。子供の病気だけにかなり厳しいものがあります。

ギランバレー症候群

約半数以上の患者さんに風邪のような症状があり、その後に急速に下肢から始まり上肢など左右対称に運動麻痺をきたす病気です。知覚障害は、ないかあっても軽度です。ウィルスや細菌に対する体内の免疫抗体が、誤って自分の末梢性の運動神経を包む鞘を攻撃するために発病すると考えられています。これも神経の鞘（髄鞘）が侵される末梢神経の脱髄疾患です。したがって、一般的によくなります。先に説明した多発性硬化症は中枢神経系の脱髄疾患です。神経内科の病気ですが、薬剤投与など早ければ早いほど結果がよいので、一両日に専門医を受診してください。ある年の年末にギランバレー症候群を疑う患者さんが受診に来られました。たとえ結果的に整形外科の病気であってもそれは急がないので、まず、急いで大きな病院の神経内科を受診するように勧めました。年末年始で病院に神経内科の専門医がいなくなると、思い切った治療ができなくなると考えたからです。幸いに正月明けにその患者さんが再び私のクリニックに来院され、大きな病院の神経内科を受診し診断は正解で、症状が軽かったために入院せず、通院によるステロイド治療でよくなったといってもらった時はほっとしました。

ＨＡＭ（ＨＴＬＶ‐１関連脊髄症）

成人Ｔ細胞白血病の原因になるウィルス（ＨＴＬＶ‐１）感染者の一部に下半身の麻痺や排尿・排便障害を進行性にきたす病気で、日本で発見されました。血液及び脳脊髄液中に抗ＨＴＬＶ‐１抗体が検出されます。輸血の経験者で歩行障害を起こした場合には注意が必要です。過去の刺《いれ》青《ずみ》が原因の場合もあるようです。神経内科の病気です。

糖尿病による手足のしびれ

21世紀は糖尿病の世紀となるといわれるほど、世界中で糖尿病の患者さんが増えつつあります。

特に糖尿病は、たとえば、その合併症の腎症、網膜症、神経症などが重篤なために、しっかりと専門医に相談して治療する必要があります。糖尿病による神経障害の特徴は、手足の末梢に左右対照的に起こりやすいことです。手袋をはめる部位や靴下をはく部位のしびれや感覚の麻痺がある時は、糖尿病を一度検査する必要があります。

内臓疾患の関連痛

胃癌や膵臓《すいぞう》癌では背部や腰痛をきたすことがあります。多くの場合は夜寝ていてじっとしている時にしくしく痛むことが多いようです。心筋梗塞などは左の肩に放散痛をきたすことがあります。胆石では右の肩に疝痛《せんつう》と呼ばれる痛みが放散することもあります。背中の痛みがある時に見逃しやすいのが大動脈瘤解離《だいどうみゃくりゅうかいり》です。これは、整形外科に背中の痛みで受診された患者さんに対して、なかなか医師が思いつけないことだと思います。

泌尿器科系の腎石や尿管結石は、腰痛や下腹部痛を生じます。婦人科疾患でも腰痛をきたすことがあり、生理の周期に合わせて痛みが変化することがあります。

脱腸（そけいヘルニア）

高齢者の方が、股関節の付け根であるそけい部を痛がる時は、腹壁が老化で弱り、腸が飛び出してくる脱腸（そけいヘルニア、大腿ヘルニア）のことがあります。立っていきんだ時に、そけい部に膨らみが出てくれれば診断がつきます。これは外科にご相談ください。

動脈硬化など下肢血流不全による間歇性跛行《かんけつせいはこう》

歩き出してしばらくすると、下肢の痛みやしびれのために立ち止まってしまい、休むとまた歩けるようになる場合、腰部脊柱管狭窄症か、下肢の動脈硬化による閉塞性動脈硬化症を考えます。この両者の診断による区別は次のようなものです。

脊柱管は、腰を前方に曲げると広がり楽になるために、腰部脊柱管狭窄症では背中を反らして立つと下肢のしびれが悪化し、休む時には体を丸めます。閉塞性動脈硬化症では、体の姿勢には関係がありません。また、腰部脊柱管狭窄症では、自転車に乗ったりショッピングセンターのカートを押したりして、体が曲がった状態ではどんどん歩くことができますが、閉塞性動脈硬化症では立ち止まってしまいます。

糖尿病が増えているので、その合併症としての動脈閉塞も増えています。これは外科の中でさらに専門科である、血管外科に相談してください。

下肢静脈瘤

下腿などに静脈が浮き出す場合に痛みなどの症状があれば、やはり血管外科に相談してください。痛みがなく、単に静脈が見えるだけなら大きな問題はありません。女性にはよく見られます。

ヘルペス（帯状疱疹）

皮膚科領域の病気ですが、しばしば整形外科でも治療することがある病気です。

帯状疱疹は、小さな水ぶくれができる病気「ヘルペス」の一種でウィルスが原因となって起こります。小さい時にかかった「水ぼうそう」が治った後にもウィルスが神経細胞の中に潜んでいて、何かのきっかけで抵抗力が低下した時に、また病気になってしまうのが帯状疱疹です。

きっかけは、ストレス、疲労、老化、抗癌剤やステロイド剤などの治療によって体の免疫力・抵抗力が低下した時に、潜んでいたウィルスが活発になることにより生じます。水ぶくれは顔、背中から胸・腹部、手足などに、必ず左右の片側に末梢神経の走行に沿って帯状に広がります。最初は皮膚の痛みやかゆみが生じ、数日後に水疱が現れ、1週間ほどで水疱は破れ潰瘍になったりします。さらにかさぶたになって消えていきます。

以前は帯状疱疹後の神経痛がとてもやっかいでしたが、今はとてもよい坑ウィルス薬（たとえばバルトレックス、ゾビラックスなど）が使えるようになり、怖い病気ではなくなりました。しかし、まずは精神的、肉体的に安静を心がけ、できるだけ早い時期に治療を始める方が早く治ります。皮膚科、内科や整形外科などで適切な投薬や指導を受けてください。顔面のヘルペスの時は、眼科や耳鼻科に受診することもあります。神経痛が続く場合などは、消炎鎮痛剤や、ビタミンB_{12}などの投与などの適切な治療が必要です。２０１０年にリリカという帯状疱疹後神経痛の新しい鎮痛剤が発売されています。

帯状疱疹はほとんど人にうつることはありませんが、水ぼうそうにかかったことのない人にはうつることがあります。そのため小さな子供には近づかないようにした方がよいでしょう。また、帯状疱疹は一度かかると再びかかることはめったにありませんが、体の免疫力や抵抗力が極度に低下している時は再発することもあります。

背中や胸部の痛みだけで、まだ皮膚に発疹がない時に整形外科のクリニックを受診し、レントゲン検査に異常がなくて湿布だけをもらって帰ってから、水疱と強い痛みが出現して、あわてて皮膚科へ受診することもよくあります。整形外科医にとっても、いつも念頭に置いておく必要のある疾患です。

単純性ヘルペス（単純性疱疹）

唇の周りなどによくできる、いわゆる「熱のはな」と呼ばれる水疱をきたす病気です。帯状疱疹ヘルペスと種類の違う単純性ヘルペスウィルスによって起こります。症状は帯状疱疹ヘルペスよりは軽いのですが、帯状疱疹ヘルペスはたいてい生涯一度きりで他人にはうつらないのにくらべ、単純性ヘルペスは何度も起こることがあり、また他人にもうつることがあります。

治療は帯状疱疹ヘルペスと同じ、抗ウィルス薬のゾビラックスやバルトレックスを服用します。バルトレックスは単純性ヘルペスの場合、1日2錠とヘルペスより少なめに5日間服用します。これは整形外科の病気というより皮膚科の病気ですが、ヘルペス（帯状疱疹）と区別するために参考までに説明させていただきました。

（※神経内科の話に関しては、元神戸市立医療センター中央市民病院・神経内科医長、高塚クリニック院長の高塚勝哉先生の意見を参考にさせていただきました。）

おわりに

医師になってから30年近くが経ち、その間いろいろ勉強し経験してきたつもりですが、それでも医学の道はまだまだ長く遠く続くのだとつくづく思います。

11年前に自分の病院を開業した時には、経営上の不安がたくさんありましたが、それまでの整形外科の経験には多少自信を持っていました。開業して11年間、数多くの患者さんを診療させていただき、その患者さんから学ぶことが本当にたくさんありました。そして開業した頃の生意気な自分が、いかに経験や知識が少なかったか、今思うと恥ずかしい思いでいっぱいです。

今でも外来に訪れる患者さんの病気の原因がわからないことがあります。あるいは原因がわかったと思って治療しても、治らない患者さんがおられます。自分の能力がまだまだ未熟なのだと思い知ります。

この本は、現時点での私の経験と知識をまとめさせていただいたものです。でも5年後10年後も私が元気で診療を続けられていた場合、現在の自分を未熟だったと思えるように、日々少しずつでも進歩していたいと願っています。そしてこの本が、読者を元気にし、前向きに暮らして行くのに少しでもお役に立てればと願っています。

来院される患者さんから「先生の顔を見るだけで安心する」といわれた時に、医師になってよかったとしみじみ思います。治せなかった患者さんに対する申し訳ないと思う気持ちや自分の力の至らなさに日々くじけそうになる時、その患者さんの言葉から、また頑張って勉強しつつ診療を続けていこうという勇気をいただいています。

最後に、この本を書くきっかけを与えてくださった、なにわ橋法律事務所の津田禎三先生、我慢強く私の遅筆を叱咤激励してくださった創元社の矢部敬一社長、適切なアドバイスで稚拙な文章を校正していただいた編集者の山口泰生氏に心から御礼申し上げます。そしてなにより暖かく応援してくれた家族にこの本を捧げます。

■引用・参考文献など

全般にわたるもの

石井清一、平澤泰介監修『標準整形外科学（第8版）』医学書院、2002年
中村耕三監修『整形外科クルズス（改訂第4版）』南江堂、2003年

第1章

中富記念くすり博物館監修・協力『The history of pain』Hisamitsu、2007年
増澤幹男「高齢者の下腿・足背の浮腫に対する治療法」『CLINICIAN』55巻8号、2008年
宮武明彦、藤田きみゑ『ぜんそくがよくならない人が読む本』創元社、2009年
吉野槇一『脳内リセット！笑って泣いて健康術』平凡社、2007年
吉野正敏、福岡義隆『医学気象予報』角川書店、2002年
他に、神戸市立医療センター西市民病院院長石原享介氏のアドバイス。

第3章

「クリニック・ファイル56」『奥さま手帳』2009年7月号、神戸新聞社
日本整形外科学会ホームページ（http://www.joa.or.jp/jp/index.html）を参照。

第4章

菊地臣一『腰痛をめぐる常識の嘘』金原出版、1994年
菊地臣一『続・腰痛をめぐる常識のウソ』金原出版、1998年
骨粗鬆症の予防と治療ガイドライン作成委員会編『骨粗鬆症の予防と治療ガイドライン（2006年版）』ライフサイエンス出版、2006年
第19回腰痛シンポジウム『腰痛症を見直す　講演記録集』エーザイ株式会社、2009年
平林洌『肩こり・手足のしびれ』講談社、2000年
博田法編著『AKA関節運動学的アプローチ　博田法（第二版）』医歯薬出版株式会社、2007年
日本整形外科学会診療ガイドライン委員会、頚椎症性脊髄症ガイドライン策定委員会編『頚椎症性脊髄症　診療ガイドライン』南江堂、2005年
日本整形外科学会診療ガイドライン委員会、腰椎椎間板ヘルニアガイドライン策定委員会、厚生労働省医療技術評価総合研究事業「腰椎椎間板ヘルニアのガイドライン作成」班編『腰椎椎間板ヘルニア　診療ガイドライン』南江堂、2005年
日本整形外科学会診療ガイドライン委員会、頚椎症性脊髄症ガイドライン策定委員会編『手足のしびれ、歩きにくい症状がある方に―診療ガイドラインに基づいた頚椎症性脊髄症ガイドブック』南江堂、2007年
日本リウマチ財団医療情報委員会監修『リウマチ患者さんのQ&A』日本リウマチ財団、2008年

日本リウマチ財団教育研修委員会編『リウマチ基本テキスト（第2版）』日本リウマチ財団教育研修委員会、２００５年

日本リウマチ友の会編「２０１０年リウマチ白書―リウマチ患者の実態（総合編）」『流』２７７号、２０１０年

「クリニック・ファイル45」『奥さま手帳』２００８年2月号、神戸新聞社

Black J, *Orthopaedic Biomaterials in Research and Practice*, Churchill Livingstone, pp40-41, 1988.

Richard A, et al. *How many days of bed rest for acute low back pain? A Randomized Trail.* N Engl J Med 315, pp1064-1070, 1986.

第5章

元神戸市立医療センター中央市民病院神経内科医長・高塚クリニック院長高塚勝哉氏のアドバイス。

著者略歴
井尻整形外科院長、医学博士。1957年神戸市生まれ。1976年大阪医科大学入学、1982年同大学卒業、大阪医科大学一般・消化器外科を経て、1984年京都大学医学部附属病院整形外科入局・医員、愛媛県立中央病院、兵庫県立塚口病院、公立高島総合病院を経て、1990年京都大学大学院医学研究科博士課程入学、1994年同大学院修了、1994年神戸市立医療センター中央市民病院整形外科副医長、1996年同病院医長、1998年同病院医局長、2000年神戸市垂水区で井尻整形外科開業。
日本整形外科学会専門医／日本整形外科学会スポーツ医認定医／日本リウマチ学会専門医／日本リウマチ財団登録医。
兵庫県整形外科医会理事／神戸市立医療センター中央市民病院OB会幹事／六甲高校医師OB会幹事他。

主な論文（開業後）
「リセドロネート（ベネット）の骨吸収マーカーに及ぼす影響」実験治療, 667, 52-54, 2002.／「リセドロネートの骨代謝マーカー（NTX）と骨密度（BMD）に及ぼす影響—ビタミンD3製剤投与例からの切り替え例での検討—」Prog Med, 23:2429-2431, 2003.／「変形性膝関節症における選択的COX-2阻害薬メロキシカムの使用方法」Pharma Medica, Vol.22, 93-95, 2004.／「小児反張膝の手術、小児下肢変形に対する手術療法」新OS NOW, 26, 80-87, 2005.／「骨粗鬆症治療の実際—薬剤の効果を引き出す服薬指導について—」日本臨牀,63, 2059-2067, 2005.／「膝蓋骨骨折、ズバリとわかる運動器疾患の病態生理」整形外科看護, 4, 83-90, 2006.／「腰痛に対するジクロフェナクナトリウムテープ製剤（ボルタレンテープ）投与後早期（1,2,3日）での臨床効果」医学と薬学, 56(4),571-576, 2006.／「ビスフォスフォネート連日製剤・1週間製剤に対する患者嗜好—ビスフォスフォネート服用に関する患者アンケート調査から—」日本臨牀, 66, 205-211, 2008.
※その他の記事・エッセイ・講演などについては、井尻整形外科のホームページ（http://ijiri.jp）をご参照ください。

曲がる腰にもワケがある
——整形外科医が教える、首・腰・関節のなるほど話

2011年5月20日第1版第1刷　発行
2011年6月10日第1版第3刷　発行

著　者　**井尻慎一郎**
発行者　**矢部敬一**
発行所　**株式会社創元社**
http://www.sogensha.co.jp/
本社　〒541-0047 大阪市中央区淡路町4-3-6
Tel.06-6231-9010 Fax.06-6233-3111
東京支店　〒162-0825 東京都新宿区神楽坂4-3 煉瓦塔ビル
Tel.03-3269-1051
印刷所　**株式会社加藤文明社**
組　版　**有限会社ハッシィ**

ISBN978-4-422-41081-4 C0047